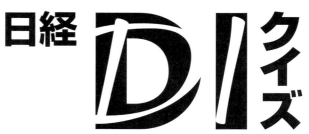

編集：日経ドラッグインフォメーション
監修：大谷道輝

皮膚疾患篇

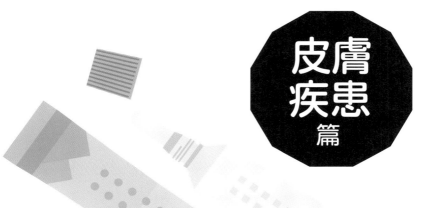

監修に当たって

　今回、「日経DIクイズ 皮膚疾患篇」を監修しました。月刊誌「日経ドラッグインフォメーション」に掲載された日経DIクイズのうち、皮膚疾患に関するものを臨床現場での活用の観点から厳選し、個々の内容をアップデートしています。

　皮膚疾患の治療では、軟膏、クリーム、ローション、テープ剤など、外用薬による薬物療法が主体となります。これら外用薬に関する患者さんへの説明は、錠剤などの内服薬と異なり、まだまだ十分ではないと感じています。

　一例として、全身作用を目的とした経皮吸収型製剤が数多く上市されていますが、1日1回貼り替えるフェンタニルのテープ剤は、製品によって効果判定を行う定常状態到達時間が数日異なります。こうした経皮吸収型製剤をはじめとした外用薬の体内動態について、添付文書などできちんと確認できているでしょうか。

　局所作用を目的とした軟膏やテープ剤については、2014年3月19日の厚生労働省の通達により、薬剤師が患者さんに触れて塗ったり、貼ったりして実技指導をすることが可能になりました。そのため、塗布量や外用方法に関して十分な知識が求められます。軟膏の塗布量はステロイド外用薬を1FTUで塗るとの説明が普及していますが、口径の小さい日本の軟膏チューブでは塗布量が不足することについては、あまり考慮されていません。

　このように、薬の専門家である薬剤師でも、外用薬をはじめとした皮膚科領域の薬については関心が低いのが現状だと思います。

　この「日経DIクイズ 皮膚疾患篇」は、数少ない皮膚疾患の薬物療法専門書として、患者説明などの薬剤師業務に大いに役立つ内容になっています。まずは興味のあるクイズから目を通していただき、その情報を実際の服薬指導に活用することで、皮膚疾患の患者説明がレベルアップしたことを実感できると思います。

　本書を通して、多くの薬剤師が皮膚科領域の薬物療法に精通し、医薬品の適正使用が推進されることを願っています。

2018年7月
杏雲堂病院診療技術部 部長
大谷 道輝

CONTENTS

003　監修に当たって
007　執筆者一覧

皮膚疾患の
基礎知識と処方の実際

010　**アトピー性皮膚炎**
　　　鎌田 昌洋（帝京大学医学部皮膚科学講座講師）

022　**乾皮症、皮脂欠乏性湿疹**
　　　五十嵐 敦之（NTT東日本関東病院［東京都品川区］皮膚科部長）

032　**尋常性ざ瘡**　乃木田 俊辰（新宿南口皮膚科［東京都新宿区］院長）

044　**足白癬、爪白癬**　常深 祐一郎（東京女子医科大学皮膚科准教授）

056　**蕁麻疹**　原田 晋（はらだ皮膚科クリニック［兵庫県西宮市］院長）

066　**帯状疱疹**　渡辺 大輔（愛知医科大学皮膚科学講座教授）

076　**乾癬**　馬渕 智生（東海大学医学部専門診療学系皮膚科学教授）

086　**褥瘡**　磯貝 善蔵（国立長寿医療研究センター皮膚科医長）

日経DIクイズ

099　**Q-01**　ステロイド外用薬の使用量の目安

101　**Q-02**　アトピー性皮膚炎のプロアクティブ療法とは

103　**Q-03**　ステロイド外用薬と保湿剤を塗る順番

105　**Q-04**　プロトピックの刺激感を減らす方法

107　**Q-05**　プロトピックの発癌性をどう説明するか

111　**Q-06**　保湿剤は入浴後、いつ塗るか

113　**Q-07**　点眼薬変更後に起きた眼周囲のかぶれ

115　**Q-08**　口角炎治療の外用薬で発生した口元のかぶれ

117	Q-09	光線過敏症を起こしやすい外用薬とは
121	Q-10	ディフェリンとダラシンTのどちらを先に塗るか
123	Q-11	ディフェリン単剤と配合剤の違い
125	Q-12	爪白癬に処方されたクレナフィン
127	Q-13	爪白癬外用薬の塗布量は
129	Q-14	外用抗真菌薬の剤形の使い分け
131	Q-15	OTC水虫薬販売時の注意点
133	Q-16	オイラックスでかぶれた患者に薦めるべきOTC水虫薬
137	Q-17	アレルギーではない蕁麻疹に抗アレルギー薬?
139	Q-18	蕁麻疹患者にH_2ブロッカーが処方された理由
141	Q-19	他人にうつさないかと心配する帯状疱疹患者
143	Q-20	バルトレックスがファムビルに変更された患者
145	Q-21	アメナリーフ服用時の注意点
147	Q-22	帯状疱疹後神経痛に処方された痛み止め
151	Q-23	乾癬治療のピラミッド計画とは
153	Q-24	水虫と勘違いした尋常性乾癬患者
155	Q-25	乾癬治療薬オテズラの使用上の注意点
157	Q-26	コムクロシャンプーの使い方
159	Q-27	褥瘡のタイプによる外用薬の使い分け
161	Q-28	フィブラストスプレーの使い方
163	Q-29	顔のしみを消失させる薬剤とは
165	Q-30	OTCの肝斑治療薬で注意すべき併用薬
169	Q-31	薬が苦手なとびひの幼児
171	Q-32	とびひに抗菌薬が3日分しか出ない理由
173	Q-33	イベルメクチンの服用が必要となった疥癬患者
177	Q-34	抗癌剤による手足症候群の予防方法

CONTENTS

179	Q-35	経口脱毛症治療薬の効果はいつ分かるか
181	Q-36	いぼにヨクイニンが処方された患者
183	Q-37	ベセルナクリームによるかぶれへの対応
185	Q-38	ネコに手をかまれた患者
187	Q-39	軟膏剤とクリーム剤の使い分け
189	Q-40	冷蔵庫で保管してはいけない外用薬
191	Q-41	プロペト誤飲時の対処法

※番号に下線のあるクイズは本書の書き下ろしクイズです。

特別収録 大谷道輝のワンポイントレッスン

109 **アトピー性皮膚炎**
小児にステロイド外用薬が処方されたら
部位ごとに必要なFTU数を指導しよう

119 **光線過敏症**
薬剤性の光線過敏症について情報収集を
家族や友人などからの「譲り渡し例」に要注意

135 **白癬（水虫）**
外用抗真菌薬はアルコールなどの添加物に注意
特にOTC薬の販売時は副作用歴の確認を

149 **帯状疱疹**
抗ヘルペスウイルス薬は、薬によって
「運転」と「水分補給」の説明が異なる

167 **肝斑**
トラネキサム酸で下痢や腹痛が生じることも
2カ月で休薬、再発後の再開でも効果あり

175 **疥癬**
難溶性のイベルメクチンは経管投与に注意
服用1週間後の血液生化学検査を忘れずに

193 索引（疾患名、薬剤名）

| 監修・執筆者 | 大谷 道輝 | 杏雲堂病院（東京都千代田区）診療技術部部長 |

| 執筆者 | 五十嵐 敦之 | NTT東日本関東病院（東京都品川区）皮膚科部長 |

五十嵐 敦之　NTT東日本関東病院（東京都品川区）皮膚科部長
磯貝 善蔵　国立長寿医療研究センター皮膚科医長
鎌田 昌洋　帝京大学医学部皮膚科学講座
常深 祐一郎　東京女子医科大学皮膚科准教授
乃木田 俊辰　新宿南口皮膚科（東京都新宿区）院長
原田 晋　はらだ皮膚科クリニック（兵庫県西宮市）院長
馬渕 智生　東海大学医学部専門診療学系皮膚科学教授
渡辺 大輔　愛知医科大学皮膚科学講座教授

荒井 玲美　日本調剤株式会社（東京都千代田区）
伊藤 雅之　有限会社吉野薬局 あずま調剤薬局（群馬県前橋市）
今泉 真知子　有限会社丈夫屋（川崎市高津区）
笠原 英城　日本医科大学武蔵小杉病院（川崎市中原区）薬剤部
金山 幸治　株式会社ザグザグ（岡山市中区）
川上 和宜　がん研有明病院（東京都江東区）薬剤部
東風平 秀博　株式会社田辺薬局（東京都中央区）
後藤 洋仁　横浜市立大学附属病院薬剤部
渋谷 泰史　有限会社アイ調剤薬局（東京都中央区）
鈴木 篤　東京医科大学病院薬剤部
髙 裕之　徳永薬局株式会社（東京都稲城市）
野口 周作　日本医科大学武蔵小杉病院（川崎市中原区）薬剤部
福田 剛　株式会社ザグザグ（岡山市中区）
船見 正範　エムシー関東株式会社 ペパーミント薬局（栃木県宇都宮市）
松元 美香　杏雲堂病院（東京都千代田区）薬剤科
三浦 哲也　株式会社アインファーマシーズ アップル薬局（山口県下関市）

皮膚疾患の
基礎知識と
処方の実際

アトピー性皮膚炎の基礎知識

鎌田 昌洋（帝京大学医学部皮膚科学講座講師）

アトピー性皮膚炎は日常診療で頻繁に遭遇する common disease である。外用療法が基本となるが、正しい診断の下、適切な処方がなされ、患者が実際にしっかりと塗ることで、初めて治療効果が得られることを意識する必要がある。医師だけでなく、薬剤師も病態や薬剤について十分な知識を持ち、患者に適切な指導を行うことが不可欠である。

1. 疫学

厚生労働省の疫学調査によれば、国内の 10 ～ 13％の小児がアトピー性皮膚炎を罹患しているとされる。罹患率は年齢とともに減少するが、成人でも 20代は 10％弱、50 ～ 60代は約 3％が罹患しており、全体で 45 万人ほどの患者がいると推定されている。また、そのうち 15 ～ 20％ほどが中等症～重症と報告されている。

2. 定義、診断

日本皮膚科学会の「アトピー性皮膚炎診療ガイドライン 2016年版」によるアトピー性皮膚炎の定義を**表1**に、診断基準の一部を**表2**に示す[1]。

重要な点は、増悪・寛解を繰り返して慢性・反復性の経過をたどること、つまり一過性ではないことである。一過性であれば、単なる「湿疹」という診断になる。そして、必ず瘙痒を伴い、皮疹自体は湿疹病変であるということ、その湿疹の分布が左右対側性で特徴的な好発部位があることも重要である。

定義に含まれているアトピー素因については、確かにアトピー性皮膚炎患者はアトピー素因を持つことが多いが、診断の上では必須ではない。

皮膚科の用語は、時に正しく理解されていないことがある。例えば、「湿疹」「皮膚炎」「皮疹」「発疹」はしばしば混同されがちだが、「湿疹」は「皮膚炎」と同義語であり、「湿疹」は基本的には疾患名である。紅斑、丘疹、鱗屑など皮膚に現れる肉眼的変化を「皮疹」、または「発疹」という。紅斑、丘疹、鱗屑は病名ではない。

湿疹では様々な皮疹を生じるが、初期から治癒までの過程を、日本では「湿疹三角」という表現で図示することが多い（12ページ**図1**）。

湿疹三角を見ると分かるように、湿疹は様々な皮疹を生じ得る。実際、アトピー性皮膚炎の臨床像も多様であり、皮膚リンパ腫などの鑑別疾患を除外するために、生検と病理組織の確認が必要になることもある。

3. 病態

病態については、（1）皮膚バリア、（2）アレルギー炎症、（3）瘙痒──の 3点に整理して簡潔に述べる。

アトピー性皮膚炎患者は皮膚バリア機能が低下している。そのため非特異的な刺激に対する皮膚の被刺激性が亢進しており、抗原（アレルゲン）が皮膚に侵入

解説　アトピー性皮膚炎の基礎知識

表1　アトピー性皮膚炎の定義（概念）

● 増悪・寛解を繰り返す
● 瘙痒のある湿疹を主病変とする
● 患者の多くはアトピー素因※を持つ

※ アトピー素因：（1）または（2）もしくは両方満たす
　（1）以下の家族歴または既往歴がある
　　　気管支喘息、アレルギー性鼻炎・結膜炎、アトピー性皮膚炎、またはこれら
　　　の併発
　（2）IgE抗体を産生しやすい

（出典：日本皮膚科学会「アトピー性皮膚炎診療ガイドライン2016年版」）

表2　アトピー性皮膚炎の診断基準（一部抜粋）

下記の①〜③の項目を満たすものを、症状の軽重を問わず「アトピー性皮膚炎」と診断する。そのほかは急性あるいは慢性の湿疹とし、年齢や経過を参考にして診断する。

① 瘙痒
② 特徴的皮疹と分布
　（1）皮疹（湿疹病変）
　　　　・急性：紅斑、湿潤性紅斑、丘疹、漿液性丘疹、鱗屑、痂皮
　　　　・慢性：浸潤性紅斑・苔癬化病変、痒疹、鱗屑、痂皮
　（2）分布
　　　　・左右対側性（好発部位：前額、眼囲、口囲・口唇、耳介周囲、頸部、四肢関節部、体幹）
　　　　・参考となる年齢による特徴
　　　　　【乳児期】頭、顔に始まり、しばしば体幹、四肢に下降
　　　　　【幼小児期】頸部、四肢関節部
　　　　　【思春期・成人期】上半身（頭、頸、胸、背）に皮疹が強い傾向
③ 慢性・反復性経過（しばしば新旧の皮疹が混在する）
　　乳児では2カ月以上、その他では6カ月以上を慢性とする

（出典：日本皮膚科学会「アトピー性皮膚炎診療ガイドライン2016年版」）

日経DIクイズ　皮膚疾患篇　011

図1　湿疹三角

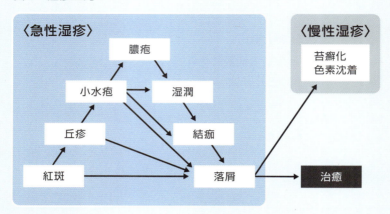

しやすくなっている。

　近年、角層を構成するフィラグリンの遺伝子変異が注目されている[2〜4]。フィラグリンは皮膚バリアの形成や水分保持に重要な役割を果たしていると考えられている蛋白質である。

　このフィラグリンの発現遺伝子の変異について、欧州では2009年に、健常者の7.5％にみられるが、アトピー性皮膚炎患者では21.6％にみられることが報告された[3]。また、フィラグリン遺伝子変異がなくても、皮膚組織でのインターロイキン（IL）-4やIL-13などのTh2サイトカイン優位の環境が続くと、フィラグリンの発現が低下することが報告されている[4]。

　アレルギー炎症とは、抗原（アレルゲン）が皮膚の内部へ侵入することで生じる炎症を指す。アトピー性皮膚炎患者では皮膚バリア機能が低下しているため、アレルゲンが皮膚へ侵入しやすくなり、アレルギー炎症が生じていることが多い。ダニや花粉のようなアレルゲンは、蛋白抗原として作用するだけでなく、含まれるプロテアーゼによってTh2型の免疫応答を誘導することが報告された[5]。

　瘙痒については、抗ヒスタミン薬の効果が症例によって異なることから、ヒスタミン以外のメディエーターの関与が示唆されている。近年、Th2細胞が産生するサイトカインの1つであるIL-31が瘙痒を誘導することが報告された[6,7]。アトピー性皮膚炎患者の皮膚では、瘙痒を伝達するC線維の分布が表皮や角層まで伸長していることも知られている[8]。

4. 検査、重症度の評価

　検査所見としては、末梢血好酸球の増多、血清IgEの上昇、血清LDHの上昇、血清TARC（thymus and activation-regulated chemokine、CCL17）値の上昇などがみられる。

　TARC値は病勢を鋭敏に反映するため、効果を客観的に評価したり、全身療法の治療中止の目安などに使用されるが、小児では年齢が低いほど基準値も高くなるので注意が必要である。日常診療で最も重要なのは臨床所見であり、検査は補助的なものである。

　皮疹の重症度の評価方法には、4つの身体部位ごとに4つの皮疹の要素の重症度を評価して算出するEASI（eczema area and severity index）や、皮疹の範囲、皮疹の強さ、自覚症状の3要素から算出するSCORAD（severity scoring of atopic

解説　アトピー性皮膚炎の基礎知識

図2　アトピー性皮膚炎の薬物治療

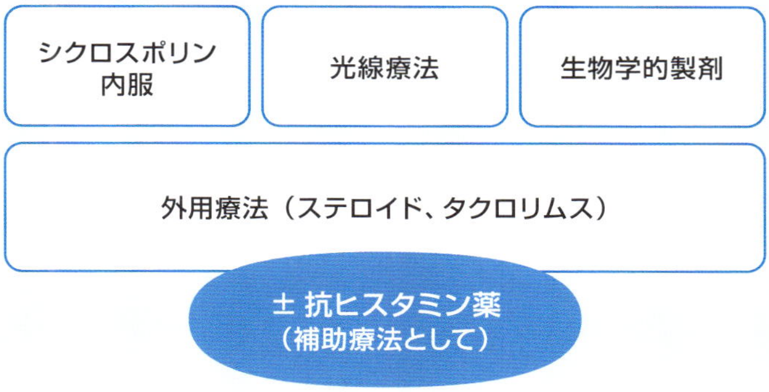

シクロスポリン内服	光線療法	生物学的製剤

外用療法（ステロイド、タクロリムス）

± 抗ヒスタミン薬
（補助療法として）

dermatitis）が、臨床試験を中心に使用される。

　簡便なものとして、体表面積BSA（body surface area）が用いられることもある。痒みの評価にはVAS（visual analogue scale）やNRS（numerical rating scale）が、QOL評価にはPOEM（patient-oriented eczema measure）やDLQI（dermatology life quality index）が用いられる。

5. 治療

　治療の基本は、（1）スキンケア、（2）悪化因子の探索と対策、（3）薬物療法──の3つから成る。そしてアドヒアランス、つまり患者がそれをきちんと実行することが非常に重要である。スキンケアとともに、悪化因子の探索とそれに対する対策については、医師を中心とした生活指導が大切である。ここでは薬物療法を中心に述べる（図2）。

　外用療法は薬物治療における全ての基本となる。生活指導をした上で、外用療法がきちんとなされれば、多くの患者は寛解を得ることができる。ただし、慢性の疾患であることから、アドヒアランスを高く保つことが非常に難しい。

　外用薬は、保湿剤のほかに、大きく分けてステロイドとタクロリムス水和物（商品名プロトピック他）がある。ステロイド外用薬は軟膏、クリーム、ローション、スプレーなど多くの剤形があり、強さもweakからstrongestまで、種類が豊富である。それぞれ特徴があり、医師は適切に使い分ける必要がある。

　一方、タクロリムス外用薬は軟膏のみで、成人用の0.1％軟膏と、小児用（2歳以上16歳未満）の0.03％軟膏の2種類しかない。詳しくは次項の「アトピー性皮膚炎の処方の実際」で述べることとする。

　外用療法で十分な効果が得られない場合は、シクロスポリン（ネオーラル他）の内服や、光線療法が適応となる。シクロスポリンは間欠的に使用することができるが、使用開始（再開）後3カ月以内に休薬する必要がある。

　2018年4月には、生物学的製剤である抗IL-4受容体α抗体製剤のデュピルマブ（デュピクセント）が発売された。約1年後には自己注射が可能となることが期待される。

　近い将来、ヤヌスキナーゼ（JAK）阻害薬やホスホジエステラーゼ（PDE）4阻害薬などの外用薬、プロスタグランジンD_2受容体拮抗薬などの内服薬、IL-13や

IL-31に対する抗体製剤などが登場する可能性がある。これらが実際に使われるようになれば、アトピー性皮膚炎治療は多様化し、新たな時代が到来する。

情報を常にアップデートするとともに、薬剤を適切に使用することが求められている。

参考文献

1）日本皮膚科学会「アトピー性皮膚炎診療ガイドライン2016年版」、日皮会誌 2016;126:121-55.

2）Nat Genet. 2006;38:441-6.

3）J Allergy Clin Immunol. 2009;123:1361-70.

4）J Allergy Clin Immunol. 2007;120:150–5.

5）J Dermatol Sci. 2006;43:75-84.

6）Nat Immunol. 2004;5:752-60.

7）J Dermatol Sci. 2013;70:3-11.

8）J Dermatol. 2014;41:205-12.

解説 アトピー性皮膚炎の処方の実際

医師が処方を決めるまで

アトピー性皮膚炎の処方の実際

鎌田 昌洋（帝京大学医学部皮膚科学講座講師）

Point

- ▶ ステロイド外用薬は強さ、剤形、外用部位、外用回数、混合の可否に注意が必要である
- ▶ タクロリムス水和物（商品名プロトピック他）軟膏は外用開始初期には刺激感があるため、十分な指導が必要である
- ▶ シクロスポリン（ネオーラル他）を1日1回食前内服で処方する場合もある
- ▶ カポジ水痘様発疹症の皮疹部には、ステロイド外用薬やタクロリムス軟膏は塗らない

症例1 皮疹の重症度と部位からステロイドの強さを選択

　症例1は20歳女性。幼少時にアトピー性皮膚炎と診断され、ステロイド外用薬を使いつつ、悪化時に抗ヒスタミン薬を内服することで、増悪と寛解を繰り返してきた。定期診察のため受診。最近は忙しく、しっかりと外用薬を使うことができていないという。

　項部には紅斑、掻破によるびらんが一部みられ、苔癬化も認める。頭皮へも連続して皮疹がみられている（**写真1**）。下肢も膝窩を中心に、褐色調の紅斑、鱗屑、掻破によるびらん、苔癬化を認める（**写真2**）。ステロイド外用薬、保湿剤、抗ヒスタミン薬の内服を処方し、1週間後に再診とした。

　本症例にはステロイド外用薬が適応となるが、種類が豊富である。その中から適切なステロイド外用薬を選ぶためには、「皮疹の重症度」「ステロイド外用薬の

写真1　症例1の項部

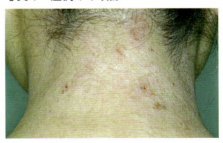

写真2
症例1の下肢後面

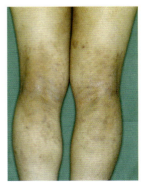

日経DIクイズ 皮膚疾患篇　015

強さ」だけでなく、「皮疹の部位（経皮吸収性の違い）」も考えなくてはならない。

ステロイドの強さは5段階

ステロイド外用薬の強さは、大きく分けるとstrongest、very strong、strong、medium（mild）、weakの5段階に分けられる。経皮吸収性の部位差は、皮膚（角質層）の厚さや毛孔、汗孔の数、大きさなどの影響を受ける。

例えば、手掌（手のひら）、足底（足の裏）は皮膚が厚いため、マイザー（一般名ジフルプレドナート）、アンテベート（ベタメタゾン酪酸エステルプロピオン酸エステル）、フルメタ（モメタゾンフランカルボン酸エステル）などのvery strong、またはデルモベート（クロベタゾールプロピオン酸エステル）などのstrongestクラスのステロイドを使用しないと効果がみられないことが多い。一方、陰嚢など皮膚の薄い部位では、キンダベート（クロベタゾン酪酸エステル）やグリメサゾン（デキサメタゾン・脱脂大豆乾留タール）などのmediumクラスの強さのステロイドでも十分効果が期待できる（図3）。

剤形については軟膏が基本となるが、アドヒアランス向上のために、頭部にはローションを、夏にはべたつきを考慮してクリームを選択するなど、部位や患者の希望により変更する。ただし、びらん面には刺激性や吸収性、感作の問題からローション、クリームは避け、軟膏にする必要がある。

塗布回数については、急性増悪時は1日2回（朝と夕、入浴する際はその後）を原則とし、軽快後は1日1回に減らす。ステロイド外用薬は、1日1回の塗布でも、ある程度の効果が期待できることが報告されているため、外用頻度を減らすことで副作用の軽減やアドヒアランスの向上が見込める場合は、1日1回の塗布とすることもある[1]。

なおmediumクラスのステロイド外用薬は、1日2回の方が有効であるという報告もあるため、1日2回のままの方がよいと説明する場合もある。

症例1

アトピー性皮膚炎の20歳女性

●初診時の処方

① パンデル軟膏0.1%　5g
　　1日2回　首の赤いところに塗布

② アンテベートローション0.05%　10g
　　1日2回　頭の皮疹に塗布

③ アンテベート軟膏0.05%　20g
　　1日2回　脚の赤いところに塗布

④ ヒルドイドソフト軟膏0.3%　50g
　　1日2回　全身に塗布

⑤ ビラノア錠20mg　1回1錠（1日1錠）
　　1日1回　就寝前　7日分

●再診時（1週間後）の処方

① プロトピック軟膏0.1%　20g
　　1日2回　首の赤いところに塗布

② ヒルドイドソフト軟膏0.3%　50g
　　1日2回　全身に塗布

ただし、口角炎や手の皮疹などは、日常の生活で外用薬がすぐに取れてしまうことが多く、1日2回では期待した効果が得られないことも多い。状況に応じて、口角炎なら食後に水道水で患部を洗って再度塗布する、手ならば手洗いのたびに塗布するなどの指導も必要となる。

保湿剤が先、ステロイドは必要な箇所に

保湿剤との併用時には、保湿剤を先に広範囲に塗布し、ステロイド外用薬はその上から必要な箇所のみ塗布するよう指示する。動物実験の結果から、どちらを先に外用しても効果や副作用は変わらないが、先にステロイド外用薬を塗布すると、保湿剤を広範囲に外用する際に、ステロイド外用薬が塗布する必要のない正常部位にまで広がってしまい、副作用が発現する恐れがあるためである。

処方箋に塗布順序の記載がない場合や、医師から指示を受けていない場合は、保湿剤を先に塗布するよ

図3 ステロイド外用薬の強さと適用部位（筆者による）

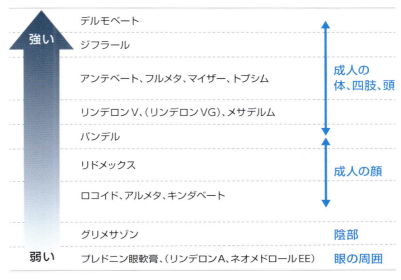

注）かっこ内は抗菌薬が配合されているもの

う指導するとよい。余計な副作用を抑えつつ、しっかりと効果が期待できる。

　また外用療法では、塗布量が十分でないと、期待する効果が得られない。実際、再診時に皮疹は広範囲なのに、前回処方した薬が予想以上に余っている患者もいる。期待したほど改善がみられない場合は、塗布量の不足を考えなければならない。患者の中には「ステロイドは怖い薬」と思い、薄くしか塗らないこともよくある。誤解を解き、しっかりと塗布するよう指導することが重要である。

　軟膏、クリームの塗布量の目安としてFTU（finger tip unit）がある。人さし指の先端から第1関節まで絞り出した量（約0.5g）は手2枚分の塗布量に相当する、というものだが、1FTUで約0.5gとなるのは口径5mmのチューブから押し出した場合である。口径5mmは25gチューブの場合であり、日本で多い5g、10gのチューブでは1FTUが約0.2g、約0.3g程度となることが多いため、5g、10gのチューブで処方さ

れた場合は注意が必要である。

　また、患者に説明する際には「薄く塗ってください」とは指導せず、少しべたつくくらいしっかり外用するよう指導するとよい。

　アトピー性皮膚炎において、抗ヒスタミン薬は掻破行動をいくらか抑止し、皮疹の悪化を防ぐ効果はわずかながら期待できる。しかし抗ヒスタミン薬内服はあくまで補助的なものであり、瘙痒を若干改善するものの、これ自体で皮疹が改善することはほぼないため、しっかりとした外用指導が重要である。

症状が落ち着いたらタクロリムスへ

　1週間後に症例1を再診したところ、紅斑は褐色調となり、苔癬化、びらん、鱗屑はほとんどみられないほど改善した。

　なお、アトピー性皮膚炎は慢性の経過をたどり、寛解、増悪を繰り返す。一見きれいになった皮膚でも、皮膚には炎症を惹起する細胞が残っており、外用を中

止するとすぐに再燃することが多い。瘙痒がなくなっても紅斑が消退する、あるいは色素沈着になるまで、しっかり外用を続けることが重要である。

ただし、漫然とステロイド外用薬の塗布を続けると、皮膚萎縮、毛細血管拡張などの副作用が生じるため、注意が必要である。また、ステロイド外用薬の副作用による毛細血管拡張を紅斑と勘違いし、外用を継続してさらに悪化させる患者もいる。薬剤を適切に使用しているにもかかわらず、1〜2週間で効果がみられない時は、必ず再診するよう促すことも重要である。

ステロイド外用薬の長期使用による副作用を回避するため、ある程度症状が落ち着いてきたら、ステロイド外用薬のランクダウン、またはタクロリムス水和物（商品名プロトピック他）軟膏への変更を検討する。タクロリムス軟膏は、ステロイドではstrongクラス程度の効果が期待できる一方で、皮膚萎縮や毛細血管拡張などの副作用が起こらず、長期外用にも向いている。

ただ、ヒリヒリやほてりといった刺激感が、塗布開始から約1週間はみられることが多いので、患者には十分な指導が必要である。刺激感があること、また刺激感の悪化を防ぐために、入浴直後や就寝直前の外用は避けること、刺激感が強ければ、初めは小さい範囲から外用を開始し、徐々に範囲を拡大していくことなどを説明するとよい。

タクロリムスの分子量は約822と、一般的なステロイド外用薬の分子量（約360〜520）に比べて大きい。そのためタクロリムスは、バリア機能が破綻していない正常皮膚では透過せず、病変部の皮膚のみ透過して効果を示すという特徴を持つ。皮疹が重症時は皮膚への浸透量も多く刺激感も強く出ることが多い。

そのため、まずはステロイド外用薬である程度炎症を抑えてから、タクロリムス軟膏へ変更する。または、刺激感が強い場合は成人であっても、濃度の低い小児用のタクロリムス軟膏を使用することがある。

プロアクティブ療法で再燃予防

アトピー性皮膚炎の再燃を防ぐ方法として、プロア

クティブ療法がある。症状が出るたびにステロイド外用薬やタクロリムス軟膏を使用するというリアクティブ療法に対し、再燃を防ぐために皮疹が良くなっても隔日、週2回など間隔を空けながらステロイド外用薬やタクロリムス軟膏を継続して使用する方法がプロアクティブ療法である。

ステロイド外用薬とタクロリムス軟膏は、それぞれプロアクティブ療法で再燃を減らした報告はあるが、副作用から考えるとタクロリムス軟膏で行うことが好ましいと筆者は考える。しかしながら、タクロリムス軟膏の刺激感を嫌う患者も相当数おり、初回の外用指導が非常に重要である。

また、タクロリムス軟膏は使用量制限があり、成人で1回5gまで（1日2回までなので1日当たり10gまで処方可能）であり、小児の場合は年齢により異なるので注意が必要である。

症例2 外用薬の混合可否に注意 シクロスポリン内服も検討

症例2は25歳男性。幼少時よりアトピー性皮膚炎を指摘されていた。最近、多忙のため時々、外用薬の塗布ができないことがあり、急に悪化したため受診。全身に紅斑、鱗屑がみられた（**写真3**）。腎機能障害、高血圧はない。体重55kg。

ステロイド軟膏は保湿効果がなく、ヒルドイドソフト軟膏（一般名ヘパリン類似物質）などの保湿剤と併用することが多い。薬剤の安定性の面からは、混合せずに、それぞれの薬剤を個別に処方し重ね塗りしてもらう方がいいが、皮疹が広範囲の場合や高齢者などにはアドヒアランス向上のために混合することがある。

なお安定性の面で、混合可能な薬剤と不可の薬剤があるので注意する。さらに先発医薬品と後発医薬品、または後発品の中でも混合の可否が違うものがあるので注意が必要である。配合変化については「軟膏・クリーム配合変化ハンドブック 第2版」に詳しく書かれている[2]。ステロイド軟膏のほとんどは、有効

症例 2

アトピー性皮膚炎が急に悪化した25歳男性

① アンテベート軟膏0.05％　50g ｝混合
　 ヒルドイドソフト軟膏0.3％　50g
　　　1日2回　体幹、四肢に塗布
② リドメックスコーワ軟膏0.3％　10g
　　　1日2回　顔に塗布
③ ネオーラル50mgカプセル
　　　　　　1回3カプセル（1日3カプセル）
　　　1日1回　朝食前　7日分

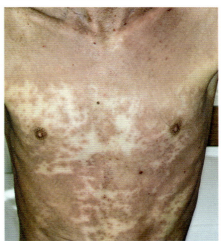

写真3　症例2の上半身

成分が基剤に対して飽和している状態のものが多く、ワセリンなど油脂性基剤であれば、混合して希釈しても結晶が解けて飽和状態になり、溶解している濃度は変わらないため、効果が減弱しないことが多い。

シクロスポリンを1日1回で

シクロスポリン（商品名ネオーラル他）は、既存治療に抵抗性の成人重症アトピー性皮膚炎患者に対し、間欠的に投与することができる。

副作用として高血圧、腎機能障害が起こることがあるので定期的な採血、受診が必要である。また併用禁忌薬が多いため、他の診療科で処方されている薬剤を必ず確認する必要がある。

ネオーラルの添付文書には、アトピー性皮膚炎の場合、1日量3mg/kg（最大5mg/kg）を1日2回に分けて経口投与し、12週間以内に休薬すること、と記載されているが、私は乾癬での使用経験から、1日2～3mg/kgを食前1回で開始することもある。

また、食後服用の場合は血中濃度が十分上昇しない症例もいることから、乾癬患者には食前内服が推奨されているため、アトピー性皮膚炎患者にも食前内服を指示している。

なお、先発品のネオーラルはマイクロエマルジョン製剤であり、服用後の血中濃度推移について患者間のばらつきは少ないが、後発品は患者によって十分な血中濃度の上昇がみられないことがある。そのため、ネオーラルのみ医師の処方が「後発品不可」になっている場合も多々あるので注意が必要である。

症例3　コントロール不良患者はカポジ水痘様発疹症に注意

症例3は19歳男性。アトピー性皮膚炎のコントロール不良で、数日前より体幹、四肢に、水疱、びらん、痂皮が出現した。ステロイド外用薬を処方したが改善がみられず悪化し、昨日より38℃の発熱があったため受診した。

体幹、四肢に1～2mm大のびらん、痂皮が散在し、一部は集簇している（20ページ写真4、5）。右頸部は融合し、びらん局面を呈していた。

単純ヘルペスウイルス感染症であるカポジ水痘様発疹症は、皮膚バリア機能異常を基礎に持つアトピー

写真4　症例3の左頸胸部

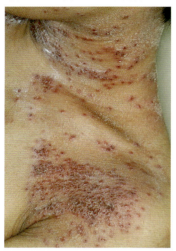

写真5　症例3の右頸胸部

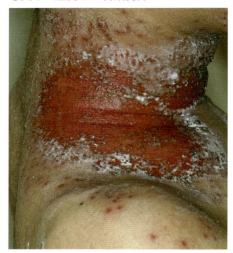

性皮膚炎患者、特にコントロール不良の患者に好発する。小水疱やびらん、痂皮を呈するが、急速に拡大して発熱を伴うこともある。治療には、抗ヘルペスウイルス薬の内服を行う。症例3には、バルトレックス（一般名バラシクロビル塩酸塩）を処方した。

　カポジ水痘様発疹症は、ステロイド外用薬やタクロリムス軟膏の塗布で悪化するので注意しなければならない。皮疹部（水疱、びらん、痂皮がみられるところ）には、ステロイド外用薬、タクロリムス軟膏を外用しないよう指示することが重要である。湿疹のみの部位には外用薬の塗布が可能である。

アトピー性皮膚炎治療の今後の展開

　アトピー性皮膚炎の新規治療薬として、抗IL-4受容体α抗体製剤であるデュピルマブ（商品名デュピクセント）が2018年4月に発売された。適応は「既存治療で効果不十分なアトピー性皮膚炎」で、約1年後には自己注射が可能になると思われる。その他にも、この数年で外用、内服、注射薬を含む新薬が次々と登場する予定である。

　薬剤師の方々にも、従来の薬の新しい情報をアップ

症例3

カポジ水痘様発疹症の19歳男性

バルトレックス錠500　1回1錠（1日2錠）
1日2回　朝夕食後　5日分

デートするとともに、新薬についても正しい知識を持ち、患者へ適切な指導をしてほしい。薬の効果が十分に発揮され副作用を最小限にするためには、適切な指導が非常に重要である。

参考文献

1）日本皮膚科学会「アトピー性皮膚炎診療ガイドライン2016年版」、日皮会誌 2016;126:121-55.
2）大谷道輝、松元美香編「軟膏・クリーム配合変化ハンドブック第2版」（じほう、2015）

解説　アトピー性皮膚炎の処方の実際

乾皮症、皮脂欠乏性湿疹の基礎知識

五十嵐 敦之（NTT東日本関東病院［東京都品川区］皮膚科部長）

乾皮症は、皮膚の生理機能が低下した高齢者のほか、透析患者、糖尿病患者などでもみられる。また、皮膚バリア機能の低下したアトピー性皮膚炎患者でもほぼ必発である。適切なスキンケアにより症状を悪化させないことが肝要である。

1. 乾皮症、皮脂欠乏性湿疹とは

乾皮症（xerosis）は、皮脂欠乏症（asteatosis）と同義と考えてよい。ドライスキンもほぼ同義である。乾皮症の明確な定義は存在しないが、一般的には皮膚が乾燥して光沢を失い粗造になった状態をいう。粃糠（ひこう）様の鱗屑および浅い亀裂を生じ、魚鱗癬様の外観を呈する（**写真1**）。

乾皮症は、外観上の変化に加えて皮膚バリア機能障害を来すため、水分が喪失するのみならず、外界の物質や微生物も侵入しやすくなる。

また、乾皮症ではしばしば瘙痒を伴うが、搔破によりさらなる皮膚バリア機能の破綻を来し、湿疹化して皮脂欠乏性湿疹となる（**写真2**）。すなわち、皮脂欠乏性湿疹は乾皮症が湿疹化した状態といえるが、瘙痒と搔破の悪循環に陥るため、症状はますます悪化する。

2. 皮膚バリア機能と乾皮症

皮膚バリア機能を規定する因子として、「角質細胞間脂質」「天然保湿因子」「皮脂」の3要素が重要とされる。これらが角層の水分を保持する働きを有するためだ。

角質細胞間脂質はセラミドであり、天然保湿因子は

アミノ酸の一種でフィラグリンの分解産物である。アトピー性皮膚炎では近年、フィラグリン遺伝子異常が指摘されているが、天然保湿因子が正常に産生されないためバリア機能が低下することが推測される。皮脂は皮脂腺から分泌され、皮膚表面に皮脂膜を形成し角層水分の蒸散を防いでいる。皮脂の産生は性ホルモンにより増強される。

一般的な皮膚バリア機能の指標としては経表皮水分喪失（TEWL：Transepidermal Water Loss）値や皮膚電気抵抗値が用いられており、併存疾患のない中高年に生じる乾皮症ではTEWL値の増大が報告されている。

3. 乾皮症の発症要因

乾皮症の発症要因のうち、最も多いと考えられるものは生理的要因である。

皮膚の加齢変化は乾燥への過程とも解釈でき、加齢に伴い汗腺や皮脂腺の機能が低下して皮膚最外層の角質水分量が減少するため、高齢者は生理的に乾皮症の状態に陥りやすい。また、上述したように皮脂は性ホルモンの影響を受けるために、思春期前の小児では皮脂の分泌量が少なく、生理的にドライスキンの状態となりやすい。

一方、非生理的要因による乾皮症も存在する。アト

解説 乾皮症、皮脂欠乏性湿疹の基礎知識

写真1 乾皮症（皮脂欠乏症）

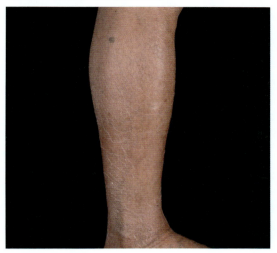

写真2 皮脂欠乏性湿疹

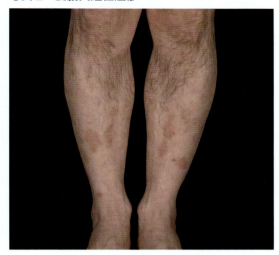

ピー性皮膚炎、魚鱗癬患者などにみられる疾患に随伴する乾皮症が代表的である。これらの疾患では乾燥や落屑が認められ、バリア機能低下が示されている。

さらに、糖尿病患者や透析患者でも乾皮症が多く観察される。糖尿病では発汗減少が指摘されており、通年性に皮膚が乾燥傾向にあると推測される。また、慢性腎臓病に伴い、透析治療を受けている患者の多くで角質水分量が低下していることも指摘されている。

さらに最近では、分子標的薬など薬剤に起因する乾皮症も注目されている。癌治療におけるEGFR（上皮成長因子受容体）チロシンキナーゼ阻害薬などの分子標的薬治療や放射線治療に伴う皮膚障害として乾燥や瘙痒が生じるため、皮膚科・腫瘍内科有志コンセンサス会議により「EGFR阻害薬に起因する皮膚障害の治療手引き」が提案されるなど、各方面で対策が講じられるようになった[1]。

また、現代の生活環境も乾皮症の発症を助長していると考えられる。コンクリート建築の増加や空調機器の使用頻度の高まりに伴う相対湿度の低下や、湯船に浸からずシャワー浴のみの習慣が増えていること、過剰な洗浄なども、乾燥を来す一因となっている。

4. 保湿剤を巡る最近の話題

2015年ごろから、ヒルドイド（一般名ヘパリン類似物質）を中心とした医療用保湿剤を美容目的で使用することを推奨するような記事が女性誌などをたびたび賑わし、病気でもないのに保湿剤を求めて医療機関を受診する女性がみられるようになったという。

そしてついには、17年秋、朝日新聞に「高級美容クリームより処方薬 医療費増、乏しい危機感」と題した記事が掲載されるや、健康保険組合連合会から異議が唱えられ、「保湿剤の処方量を制限すべきであり、さらには将来的には保険給付から除外すべきだ」との意見が提起されるに至った。

これに対し、学会や患者会が反発。18年度診療報酬改定においては、処方制限は見送られることになったが、血行促進・皮膚保湿剤のヘパリンナトリウム（商品名ヘパリンZ）とヘパリン類似物質については、（1）美容目的などの疾病の治療以外を目的としたものについては、保険給付の対象外である旨を明確化する、（2）審査支払機関において適切な対応がなされるよう周知する──と、処方に関する注意喚起がなされ

た。

　また、18年度改定の付帯意見には、医療用保湿剤の適正処方について引き続き検討する旨が明記されており、今後の適正化に向けた取り組みが、2年後の次期改定時の審議で検証される予定になっている。

　そもそも、冒頭で述べたように、乾皮症の定義は明確ではなく、診断基準も作成されていない。また保湿剤の使用に関する基準やガイドラインも我が国には存在しない。

　一方、欧州にはEU（欧州連合）の化粧品規制に関連して結成されたワーキンググループ（EEMCO：European Group on Efficacy Measurement of Cosmetics and Other Topical Products）が発表した、皮膚乾燥の重症度分類ガイドラインが存在し、主に化粧品の有用性評価に用いられている[2]。

　昨今の保湿剤を巡る混乱に対処するために、我が国においても診断基準の作成が検討され始めている。普遍的に活用できる、皮膚乾燥の重症度分類や、保湿剤の使用に関する基準、診療ガイドラインの策定が切望される。

参考文献

1）臨床医薬 2016;32:941-9.

2）Skin Res Technol.1995;1:109-14.

解説　乾皮症、皮脂欠乏性湿疹の処方の実際

医師が処方を決めるまで

乾皮症、皮脂欠乏性湿疹の処方の実際

五十嵐 敦之（NTT東日本関東病院［東京都品川区］皮膚科部長）

- ▶ 皮膚の状態や季節、使用感などに応じて保湿剤を使い分ける
- ▶ 保湿剤の塗布量の目安は、finger tip unit（FTU）法で指導
- ▶ 入浴時間にかかわらず毎日外用を続ける重要性を患者に伝える

　乾皮症に対する治療には保湿剤が用いられる。保湿剤には数種類あるが、我が国では医療用医薬品の中ではヘパリン類似物質を含有する製剤（商品名ヒルドイド他）が最も多く処方されていると思われる。皮膚の状態や季節、患者の好みに応じて、保湿剤の機能と剤形を考慮しつつ薬剤を選択するのが良い。

症例1　保湿を目的にヘパリン類似物質を処方

　症例1は、下腿の痒みを訴えて受診した78歳男性である。皮膚が乾燥し細かい鱗屑が付着した状態を呈しており（写真3）、私は乾皮症と診断し、保湿を目的に、ヒルドイドソフト軟膏を処方した。
　乾皮症は、保湿剤の外用が治療の中心となるが、保湿剤には吸水性、吸湿性を持つ成分が配合されており、それにより保湿を図るものと、油性成分を配合しその皮膜を角質表面に作ることにより水分の蒸散を抑えるものがある（26ページ表1）。
　保湿剤は、英語ではhumectant、emollient、moisturizerなどと訳される。humectantは水分子と結合し吸水性を持つもの、emollientは油膜を作り水分の蒸散を防ぎ皮膚を軟化させるもの、moisturizerはその両方の性質を有するものを指す

とされるが、その使い分けは必ずしも厳密ではない。
　26ページ表2に代表的な医療用医薬品保湿剤の一覧を示す[1]。成分としての選択肢はさほど多くはない。ヘパリン類似物質は剤形が多様で、後発医薬品も多く、先発医薬品にない剤形の製品も登場している。

症例1

下腿の痒みを訴える乾皮症の78歳男性

ヒルドイドソフト軟膏0.3％　50g
　　1日2回　乾燥部位に塗布

写真3　症例1の下腿

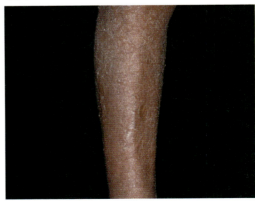

表1　保湿剤の分類

- 吸水性、吸湿性を持つ成分を配合し、それにより保湿を図るもの
  尿素、ヘパリン類似物質、セラミド、水溶性コラーゲン、ヒアルロン酸、アミノ酸など

- 油性成分を配合し、その皮膜を角質表面に作ることにより水分の蒸散を抑えるもの
  ワセリン、オリーブ油、ツバキ油、スクワランなど

表2　代表的な医療用医薬品の保湿剤

主な商品名	分類	主成分	販売元
ヒルドイドソフト軟膏 ヒルドイドクリーム ヒルドイドローション	血行促進・ 皮膚保湿剤	ヘパリン類似物質 （0.3％）	マルホ
ウレパールクリーム ウレパールローション	角化症治療薬	尿素（10％）	大塚製薬
ケラチナミンコーワ クリーム	角化症治療薬	尿素（20％）	興和創薬
パスタロンクリーム パスタロンソフト軟膏	角化性・乾燥性 皮膚疾患治療薬	尿素（10、20％）	佐藤製薬
パスタロンローション		尿素（10％）	
ザーネ軟膏	外用ビタミンA剤	ビタミンA（0.5％）	エーザイ

（からだの科学 2003;233:50-4.より引用、改変）

表3　保湿剤主成分の作用比較（筆者まとめ）

	角層柔軟化作用	バリア機能補強作用	水分保持作用
ワセリン	↗	→	→
ヘパリン類似物質	→	→	↗
尿素	↗	↘	↗
セラミド	↗	↗	↗

↗：改善　→：効果なし　↘：低下

解説　乾皮症、皮脂欠乏性湿疹の処方の実際

表4　主な保湿剤の長所、短所（筆者の私見）

保湿剤	長　所	短　所
油脂性軟膏 （ワセリン、プラスチベース、亜鉛華軟膏など）	コストが安い 刺激感が少ない	べたつき、衣類を汚すことがある
ヘパリン類似物質	保湿効果が高い べたつきが少ない 塗りやすい	種類により、わずかなにおいがある
尿素	保湿効果が高い べたつきが少ない	炎症部位に塗ると刺激感があるため、小児には不向き
セラミド （キュレル、AKマイルドクリーム［いずれも医薬部外品］など）	皮膚の保湿機能を担う角質細胞間脂質	コストが高い 保険適用がない
その他 （アズノール、ユベラ軟膏、ザーネ軟膏など）	比較的べたつきが少ない	（薬剤ごとに異なる）

各成分の作用比較を表3に示す。角質柔軟化作用、バリア機能補強作用、水分保持作用がいずれも優れているのはセラミドであるが、残念ながら医療用医薬品にセラミド含有の製剤はない。尿素含有製剤は角質溶解作用のために刺激性があり、バリア機能を低下させる場合があるので、特に小児などに使用する場合は注意が必要である。

ワセリンは角質柔軟化作用、保護作用に優れるが、べたつく、夜塗ると就寝中に熱がこもってかえって痒みが強くなることもある、などの欠点がある。このようにそれぞれに長所、短所があるのでその性質をよく理解した上で選択すべきである（表4）。症例1については、効果と塗りやすさの観点から、ヒルドイドソフト軟膏を選択した。

なお、各種保湿剤の角質水分量の改善効果を比較した結果では、ヘパリン類似物質、尿素製剤、ワセリンの順であったという報告がある[2]。

症例2 皮脂欠乏性湿疹にはステロイド外用薬の併用も

症例2は、背部の痒みを訴えて受診した67歳男性である。掻破により湿疹化しており（28ページ**写真4**）、皮脂欠乏性湿疹と診断した私は、保湿剤に加えてmediumクラスのステロイド外用薬を処方した。

保湿剤を処方するに当たっては、剤形について理解しておくことも重要である。

28ページ**表5**に示すように、剤形には主に軟膏、クリーム、ローションがあり、クリームはさらに油中水型、水中油型に分けられ、油分が多いほど被覆性に優れるが使用感に劣り、水分が多いほど被覆性に劣るが使用感に優れるという特性がある。

ローションの乳液タイプのものは伸びがよく最も手軽に塗れるが、水分含有量が多く、短時間で乾燥して効果が弱いという弱点がある。従って、乾燥が目立つ

症例2

背部に痒みと湿疹を認めた67歳男性

リドメックスコーワ軟膏0.3%　20g
ヒルドイドソフト軟膏0.3%　50g
1日2回　瘙痒部位に塗布

写真4　症例2の背部

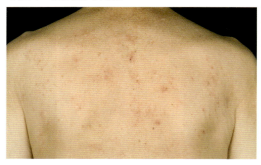

冬季はクリーム基剤のものや、軟膏のワセリンが選択肢となることが多い。また、朝の時間のない時は乳液タイプを、夜はある程度長く乾燥を抑えるためにクリームタイプやワセリンを選ぶという工夫もある。使用感の好みには個人差があるので、これと決めずに患者の好みに応じて処方している。症例2については、保湿剤は効果の持続性と皮膚への刺激性を勘案して、ヒルドイドソフト軟膏を処方した。

塗布量の目安はFTU法で指導

　保湿剤の塗布量の目安については、finger tip unit（FTU）法が患者に分かりやすい（図1）[3]。1FTUは人さし指の末節（最先端から第1関節までの約25mm）に直径5mmのチューブから押し出される軟膏量で0.5g程度に相当し、この量で両手のひら全体（約300cm²）を塗ることができる。ローションでは1円玉大がこれに相当するといわれる。

　この考え方に準ずると、顔と首に塗る場合、乳児では1FTU、成人には2.5FTU程度必要で、全身に塗布

表5　剤形の種類と特徴

剤形	組成	被覆性	使用感
軟膏	油脂性基剤	高い	悪い
クリーム	油中水型（W/O）	↑	↓
	水中油型（O/W）		
ローション	水中油型（O/W）	低い	良い

●部位：有毛部・広範な患部はローション剤が選択される
●重症度：重症例は軟膏剤
●季節：夏季など汗のかきやすい時期にはべたつき感の少ないローション剤が選択される
●患者ニーズ：使用感、におい、外観などで使い分ける

した場合3〜6カ月の乳児では約8FTU、10歳で約24FTU程度の軟膏量が必要とされる。

　また、成人で全身に軟膏を塗る場合には、図1に基づいて計算すると、2.5＋1×2＋2×2＋3×2＋6×2＋7＋7＝40.5unit、つまり1回約20gの軟膏が必要となる。この量で塗布すると、見た目には塗布部位はかろうじて光る程度、ティッシュペーパーが付着する程度となる。体格を考慮すると日本人ではこれよりやや少なめと考えられるが、上記のように説明すると患者は理解しやすいであろう。軟膏チューブの口径は様々であり、実際に押し出される軟膏量は0.5gより少ないという指摘もあるため、あくまでも目安として説明するとよい。

　なお、保湿剤は入浴ないしシャワー後、水分がまだ皮膚の角質層に残っているうちに外用すると水分が閉じこめられるので良いとされているが、入浴の時間と関係なく毎日定期的に外用することが重要であるとの意見もある。皮膚の乾燥が軽度な場合は保湿入浴剤を使用し、入浴後は乾燥の強い皮膚にのみ保湿剤を塗ると時間の短縮になる。強くこすると刺激で痒くなることがあるため、なでるように塗るのが良い。皮膚表面が乾燥しないよう1日4〜5回塗布するのが理想とされるが、実際は1日1〜2回、多くてもせいぜい3回程度しか塗れないのが実情と思われる。

解説　乾皮症、皮脂欠乏性湿疹の処方の実際

図1　軟膏の塗布量の目安（FTU）

1 finger tip unit（FTU）＝ 0.5g程度
＝ 両手のひら全体（約300cm²）に塗る量に相当

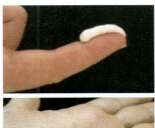

部 位	塗布量（FTU）
顔面、頸部	2.5
片手両面	1
片足	2
上肢（手を除く）	3
下肢（足を除く）	6
胸と腹	7
背と尻	7

日本人ではこれよりやや少なめ。
（出典：Clin Exp Dermatol.1991;16:444-7.）

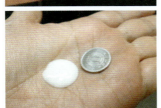

症例3　抗癌剤による全身の痒みにローション剤を処方

最後に示す**症例3**は、肺癌の治療のためゲフィチニブ（商品名イレッサ）内服中に乾皮症を発症した70歳男性である（**写真5**）。

ゲフィチニブやエルロチニブ塩酸塩（タルセバ）などの分子標的薬では、ざ瘡様皮疹や脂漏性皮膚炎、乾皮症、爪囲炎などの皮膚障害を高頻度に認める。乾皮症については、ヘパリン類似物質や尿素配合などの保湿剤を使用するほか、痒みが強い場合は抗ヒスタミン薬を併用することもある。

症例3については、全身性の痒みを訴えていたことから、全身に塗り広げやすいヒルドイドローションを処方した。分子標的薬による皮膚障害の発現や重症化を防ぐためには、日々のスキンケアが重要であり、シャワーとせっけんを用いた洗浄、保湿剤の使用、日光に

症例3

抗癌剤治療中に乾皮症を生じた70歳男性

ヒルドイドローション0.3%　200g
　1日2回　乾燥部位に塗布

写真5　症例3の背部

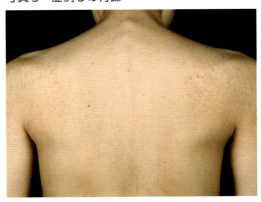

よる刺激を軽減させるための日焼け止めの使用など
を勧める。

終わりに

今後の疾患動向、超高齢社会の進展を鑑みると、乾
皮症患者は今後もさらに増加することが容易に推察さ
れる。乾皮症を治療せずに放置した場合の重症化や
二次疾患による医療費の増大、介護者の負担や患者
のQOL（生活の質）の低下を考えると、乾皮症の早
期発見、早期治療は軽視できない。長寿化社会におい
て皮膚に注目し、その健康を維持することは重要な課
題であり、乾皮症の診断とその適切な治療の重要性を
再認識する必要がある。

また、皮膚乾燥の重症度分類や、保湿剤の使用に関
する基準や治療ガイドラインが確立されれば、乾皮症
治療における保湿剤使用の意義付けが明確となる。
保湿剤の適切な使用は、医療費の削減、患者のQOL
向上につながるものと期待される。

参考文献

1）からだの科学 2003;233:50-4.

2）日皮会誌 2011;121:1421-6.

3）Clin Exp Dermatol.1991;16:444-7.

解説　乾皮症、皮脂欠乏性湿疹の処方の実際

尋常性ざ瘡の基礎知識

乃木田 俊辰 （新宿南口皮膚科 [東京都新宿区] 院長）

尋常性ざ瘡は、アクネあるいはにきびと呼ばれる慢性炎症性疾患である。非常に一般的な疾患だが、日本ではかつて疾患としての認識度が低く、治療の満足度も低かった。しかし、2008年に日本皮膚科学会による初の治療ガイドラインが策定されて以降、次々と新薬が登場し、現在の日本のざ瘡治療は海外の標準治療に近づいている。

1. はじめに

　尋常性ざ瘡（以下、ざ瘡）は、アクネあるいはにきびと呼称される、思春期以降に発症する慢性炎症性疾患である。その発症には、顔面、胸背部の毛包・脂腺系を場とする脂質代謝異常（内分泌的因子）、角化異常、細菌の増殖などが複雑に関与している[1]。

　ざ瘡は非常に一般的な疾患であり、日本では90％以上の人が経験するため、これまでは「にきびは青春のシンボル」などと認識され、生理的現象として軽んじられがちであった。その結果、病気としての認識が不十分となり、かつてはにきびを主訴として医療機関を受診する患者はごくわずかであり、治療の満足度も低かった。

　そのような中、2008年に日本皮膚科学会による「尋常性痤瘡治療ガイドライン」が策定された。新薬の登場に応じてガイドラインも改訂され、日本のざ瘡治療は海外の標準治療に近づいた。

2. 疫学

　国内の小学6年生、中学生、高校生、看護学生、医学生を対象に、アンケート形式で尋常性ざ瘡の調査を行った。その結果、尋常性ざ瘡の症状が現在ある人は58.6％で、発症年齢は平均13.3歳（男性13.2歳、女性13.3歳）であり、男女差は認められなかった[2]。

　しかしながら、発症年齢の分布で、男性では13歳を中心に17歳まで分布しているのに対し、女性では12歳にピークがあるが、18歳以降にも分布がみられた。これは、女性では18歳以上で発症する患者が多いことを示している。

3. 病態

　ざ瘡は、皮脂を大量に作り出す毛穴（毛包・脂腺系）が、皮脂や落屑した角化細胞の栓で閉塞し、皮膚の常在菌であるざ瘡桿菌（*Propionibacterium acnes*：*P.acnes*）がコロニーを形成して、時に感染を起こした状態を指す。

　まず、毛包漏斗部の角化異常、性ホルモン増加などに伴う脂腺の増殖・増大から、皮脂分泌の亢進に伴い、毛包内に皮脂が貯留し、毛包が拡大する。この状態を面皰（めんぽう、コメドともいう）と呼ぶ。

　肉眼的に皮膚所見は確認できないが、病理組織で毛包の拡大が確認できるものを微小面皰と呼び、ざ瘡の前段階とされる。この微小面皰が進行すると、毛穴

解説　尋常性ざ瘡の基礎知識

表1　アクネ研究会によるざ瘡重症度判定基準

顔面片側の炎症性皮疹の数で重症度を決める。

- 軽症（mild）：0 〜 5 個
- 中等症（moderate）：6 〜 20 個
- 重症（severe）：21 〜 50 個
- 最重症（very severe）：51 個以上

（出典：J Dermatol.2008;35:255-60.）

が角栓により閉鎖された閉鎖面皰（白にきび）、または、毛穴が広がり、皮脂の酸化物やメラニンなどで黒く見える開放面皰（黒にきび）となる。いずれも非炎症性皮疹である。

面皰の内部で、*P.acnes* が増殖し、遊離脂肪酸増加などにより炎症反応が生じると、毛穴一致性の紅色丘疹、さらに膿疱（および紅暈、紅斑）などの炎症性皮疹（赤にきび）が生じる。この炎症性皮疹を主体とするざ瘡について、皮疹数から重症度を判定する方法がある（**表1**）[3]。

治療により炎症が治まった後も、炎症後紅斑、炎症後色素沈着、萎縮性瘢痕、肥厚性瘢痕など、いわゆるにきび痕が生じることが多い。

4. 悪化因子

ざ瘡の悪化因子としては、（1）ストレス、（2）睡眠不足、（3）掻破行動、（4）髪型、（5）服装、（6）食生活、（7）月経周期、（8）誤ったスキンケア――など様々な要因が考えられる。個々の患者について、悪化因子の関与が強く疑われる場合は、具体的に対処法を指導することが必要である。

（1）ストレス

ストレスを受けると、視床下部から副腎皮質刺激ホルモン放出ホルモン（CRH）が分泌される。CRHは副腎皮質刺激ホルモン（ACTH）の分泌を促進する。ACTHは副腎皮質束状層からコルチゾールなどの糖質コルチコイドの分泌を促し、かつ皮脂腺に作用して皮脂の分泌を促すと考えられている。このような機序により、ストレスが、ざ瘡の発症、増悪を起こす可能性が高いと考えられている。

（2）睡眠不足

睡眠には、視床下部（CRH）―下垂体（ACTH）―副腎皮質系（コルチゾールなど）を抑制する作用がある。しかし睡眠が不足すると、この抑制作用が減弱し、コルチゾールの分泌が増加する。コルチゾールは皮脂の分泌を亢進させ、ざ瘡を悪化させる一因となる。

（3）掻破行動

掻破により皮膚を形成する表皮細胞が傷害されると、炎症性サイトカインであるインターロイキン（IL）-1αが分泌される。その結果、毛穴の閉塞が生じ、面皰が形成されやすくなると考えられている。

（4）髪型

髪を長く伸ばすことなどにより、毛先が皮膚に触れると、毛穴の角化異常による面皰形成の誘因となり、ざ瘡が形成されやすくなる。髪型を変更するのは難しいので、せめて自宅にいる時などは、カチューシャやヘアバンドなどを着用し、毛先が額や顎などに触れないようにする工夫が大切である。

（5）服装

ざ瘡を隠すために、患者はしばしばマスク、マフラー、スカーフなどで患部を覆う傾向がある。しかし、これらが皮膚を刺激することで、ますますざ瘡が悪化する可能性がある。患部を覆うものはできるだけ避けるよう指導したい。

（6）食生活

医学的には、ざ瘡を悪化させる食べ物は特定されて

いない。多くは「言い伝え」であり、科学的根拠が乏しいことが証明されている。最近、食生活の欧米化が影響している可能性があるとの考え方も示されているが、コンセンサスは得られていない。

今の段階では、一律に特定の食品摂取を制限することは勧められないが、患者自身が悪化を認める場合は、摂取を控えることも必要と筆者は考える。

（7）月経周期

前述した国内の疫学調査では、看護学生、医学生のうち、約半数が「ざ瘡の発症と月経周期には関係がある」とし、うち約75％が月経開始前に悪化すると回答した[2]。月経周期が毛包に及ぼす医学的変化のメカニズムはまだ解明されていないが、月経開始前ににきびが悪化するケースが多いことは筆者も実感している。

（8）誤ったスキンケア

ざ瘡の治療ではスキンケアが重要になるが、不適切なスキンケアは悪化の原因となる。例えば、適度な洗顔は必要だが、過剰な洗顔は皮膚を乾燥させ、毛穴の閉塞を進めてざ瘡を悪化させてしまう。

また、油成分の配合量の多い化粧品の使用は控えた方がいい。低刺激性で、ノンコメドジェニックテスト済みの化粧品を選択するなどの配慮が必要である。

5. ガイドラインの変遷

2008年、日本皮膚科学会による「尋常性痤瘡治療ガイドライン」が策定された。このガイドラインによって、エビデンスに基づく適切かつ標準的な治療法の選択基準ができ、日本におけるざ瘡治療のレベルが向上した。

ガイドライン策定と同時期の2008年、外用レチノイド製剤のアダパレン（商品名ディフェリン他）が登場した。アダパレンの登場前は、ざ瘡の治療といえば、炎症性皮疹を対象とした内服、外用の抗菌薬が中心だったが、アダパレンによる面皰に対する治療が保険診療として可能となり、ざ瘡治療は革新的に進化した。

同時に、面皰に先行する病理学的な毛包内への皮脂の貯留を示す「微小面皰」という概念ができ、炎症軽快後の面皰や微小面皰に対する治療を継続する維持療法を実行できるようになった。

さらに2015年には、日本皮膚科学会の要望を契機に、過酸化ベンゾイル（ベピオ）が登場した。これまでは抗菌薬の長期使用による薬剤耐性菌出現が問題となっていたが、過酸化ベンゾイルは抗菌作用がありながら耐性菌を生じにくいという特徴があり、薬剤耐性菌の増加が回避可能となった。

ガイドラインは2016年に改訂され、維持療法と薬

表2　推奨度の分類

A： 行うよう強く推奨する

B： 行うよう推奨する

C1：選択肢の1つとして推奨する

C2：十分な根拠がないので（現時点では）推奨しない（有効なエビデンスがない、あるいは無効であるエビデンスがある）

D： 行わないよう推奨する（無効あるいは有害であることを示す良質のエビデンスがある）

（出典：日本皮膚科学会「尋常性痤瘡治療ガイドライン2017」）

解説　尋常性ざ瘡の基礎知識

剤耐性菌回避のための抗菌薬治療の一層の適正化対策が進められた。過酸化ベンゾイルが治療アルゴリズムに組み込まれたほか、治療期間を急性炎症期と維持期に分け、それぞれの治療方針が示された。

急性炎症期は、最大3カ月間を目安とし、それ以降は維持期の治療へ移行する。維持期は、面皰あるいは微小面皰を主体とした皮疹への治療で、軽快した状態を維持するための治療であり、継続が重要である。

「尋常性痤瘡治療ガイドライン2017」は、2018年6月現在最新のガイドラインで、2016年版のマイナーチェンジとなる。過酸化ベンゾイルとアダパレンの配合剤（エピデュオ）が承認されたことを受けて、同薬が治療アルゴリズムに組み入れられている（36ページ図1）[4]。

それぞれの治療についてはA、B、C1などの推奨度が示されており、その意味は表2に示した。

なお2017年版のガイドラインでは、治療に用いる内服抗菌薬と漢方薬の各薬剤についても、それぞれ推奨度を示している（表3）。

参考文献

1) 日本皮膚科学会「尋常性痤瘡治療ガイドライン」（2008）、日皮会誌 2008;118:1893-923.
2) 日皮会誌 2001;118:1347-55.
3) J Dermatol.2008;35:255-60.
4) 日本皮膚科学会「尋常性痤瘡治療ガイドライン2017」、日皮会誌 2017;127:1261-302.

表3　ざ瘡治療に用いる内服抗菌薬、漢方薬の推奨度分類

内服抗菌薬

A　：ドキシサイクリン塩酸塩水和物
A*：ミノサイクリン塩酸塩
B　：ロキシスロマイシン、ファロペネムナトリウム水和物
C1：テトラサイクリン塩酸塩、エリスロマイシン、クラリスロマイシン、レボフロキサシン水和物、トスフロキサシントシル酸塩水和物、シプロフロキサシン塩酸塩、塩酸ロメフロキサシン、セフロキシムアキセチル

漢方薬

〈面皰に対して〉
C1：荊芥連翹湯
C2：黄連解毒湯、十味敗毒湯、桂枝茯苓丸

〈炎症性皮疹に対して〉
C1：荊芥連翹湯、清上防風湯、十味敗毒湯
C2：黄連解毒湯、温清飲、温経湯、桂枝茯苓丸

注) ミノサイクリンのざ瘡への有効性は確立しているが、ドキシサイクリンと比較して副作用の頻度が高いなどの理由で、推奨度A*としている

（出典：日本皮膚科学会「尋常性痤瘡治療ガイドライン2017」）

図1　尋常性ざ瘡治療アルゴリズム2017

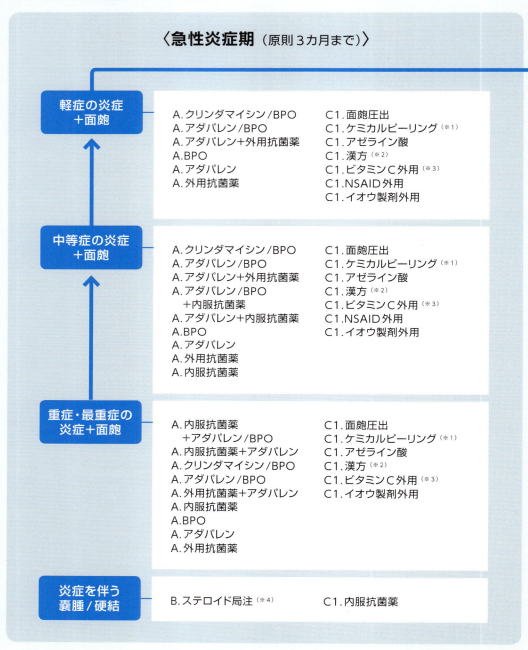

注1）　BPO：過酸化ベンゾイル
　　　A/B：AとBの配合剤
　　　A＋B：AとBの併用

解説　尋常性ざ瘡の基礎知識

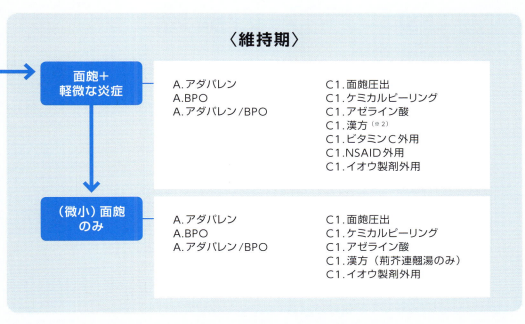

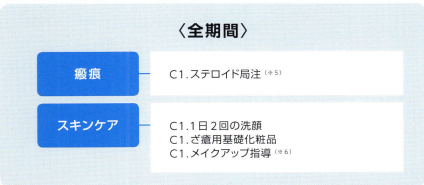

※1　グリコール酸、サリチル酸マクロゴール
※2　荊芥連翹湯、清上防風湯、十味敗毒湯
※3　テトラヘキシルデカン酸アスコルビル、L-アスコルビン酸-2-リン酸ナトリウム
※4　炎症のある嚢腫内への局所注射
※5　肥厚性瘢痕、ケロイドに対する局所注射
※6　QOL改善を目的としたメイクアップ指導

注2）集簇性ざ瘡や壊死性ざ瘡、SAPHO症候群、PAPA症候群などは含まない。急性炎症期の外用薬については、より多くの薬理作用を持つという観点から配合剤と併用療法を上位に置き、2者の間ではコンプライアンスの観点から配合剤を上位に置いた。配合剤間の優劣は評価していない。

（日本皮膚科学会「尋常性痤瘡治療ガイドライン2017」より引用、改変）

医師が処方を決めるまで

尋常性ざ瘡の処方の実際

乃木田 俊辰（新宿南口皮膚科［東京都新宿区］院長）

Point

▶「尋常性痤瘡治療ガイドライン2017」の治療アルゴリズムに基づき、使用する外用薬を選択する

▶「急性炎症期」と「維持期」に分け、それぞれの時期に適した治療を行う

▶薬剤耐性菌の増加を防ぐため、外用抗菌薬の単独使用は避ける

　尋常性ざ瘡（以下、ざ瘡）の治療のゴールは、瘢痕、いわゆるにきび痕をいかに形成しないかである。瘢痕の影響は身体的なものだけではなく、大きな精神的ストレスになり得る。

　瘢痕は、そのほとんどが炎症性皮疹（赤にきび）により生じたものである。通常、中等症から重症の炎症性皮疹が瘢痕を残し、非炎症性皮疹と軽症の炎症性皮疹は瘢痕を残すことなく治癒するとされるが、軽症の場合でも約24％の患者に目視できる瘢痕が残ったという報告がある。さらに米国のデータによれば、発症後12週以内で、約8.3％の患者に瘢痕が生じたという報告がある。従ってざ瘡治療では、炎症性皮疹をまず直す「赤にきびファースト」が重要となる。炎症性皮疹が治癒した後は、速やかに維持療法に移行し、炎症性皮疹を生じない皮膚の状態をなるべく長期間維持することが重要となる。

　ただし、薬剤耐性菌の増加を防ぐ観点から、外用抗菌薬の単独使用や、外用・内服抗菌薬の長期連用は避ける。外用抗菌薬を使用する際は、過酸化ベンゾイル（商品名ベピオ）やアダパレン（ディフェリン他）を必ず併用するか、配合剤を使うようにする。

症例1 急性炎症期はデュアック刺激などの副作用に注意

　症例1は21歳女性。約1年前から顔にざ瘡を生じ、近医で治療を続けてきたが、なかなか軽快しないため、当院を受診した。

　初診時、炎症性皮疹である膿疱が顔面全体に多くみられ、非炎症性皮疹の丘疹と面皰（コメド）も混在していた。中等症と判断し、「尋常性痤瘡治療ガイドライン2017」の治療アルゴリズム（36ページ図1）を参考に、急性期の外用薬で、推奨度Aのデュアック配合ゲル（一般名クリンダマイシンリン酸エステル水和物・過酸化ベンゾイル）を選択した。同薬は、塗布2週間で炎症性皮疹が62.5％減少したとのデータがあり、急性炎症期での第一選択薬である。

　副作用としては、同薬に含まれる過酸化ベンゾイルにより、皮膚乾燥、皮膚剥脱、紅斑、刺激、痒み、接触皮膚炎などが生じる可能性がある。そのため、使用に際してはあらかじめ十分説明することが重要である。

　万が一、接触皮膚炎が生じた場合は、すぐに使用を中止し、受診するよう指導する。筆者は、初めて使用す

解説　尋常性ざ瘡の処方の実際

症例 1

約1年前から近医を受診するも軽快せず、
当院を受診した21歳女性

●初診時の処方

① デュアック配合ゲル　10g
　　1日1回　就寝前、顔面に塗布
② ルリッド錠150　1回1錠（1日2錠）
　　1日2回　朝夕食後　7日分
③ ツムラ十味敗毒湯エキス顆粒（医療用）
　　　　　　　1回2.5g（1日5g）
　　1日2回　朝夕食前　7日分

●3カ月後の処方

① ベピオゲル2.5%　15g
　　1日1回　就寝前、顔面に塗布
② ツムラ十味敗毒湯エキス顆粒（医療用）
　　　　　　　1回2.5g（1日5g）
　　1日2回　朝夕食前　7日分

症例 2

数カ月前から前額部にざ瘡が出現した
15歳女性

●初診時の処方

ディフェリンゲル0.1%　15g
ヒルドイドソフト軟膏0.3%　25g
　　1日1回　夜の洗顔後、顔面全体に塗布

る患者には、できれば1〜2週間以内での再受診を勧めている。

　内服薬はマクロライド系抗菌薬であるルリッド（ロキシスロマイシン）と、漢方薬の十味敗毒湯を処方した。十味敗毒湯は、化膿性皮膚疾患や急性皮膚疾患の初期、蕁麻疹、急性湿疹などに適応がある。

　症例1は1週間後の再診では、特筆すべき副作用などはみられなかったため、治療を継続した。仕事の関係で受診は断続的になったが、しばらく治療を続ける

ことができた。3カ月後には、面皰が軽度にみられるのみで、炎症反応は軽快したため、維持療法へ移行することとし、外用薬のベピオ（過酸化ベンゾイル）と十味敗毒湯のみの処方とした。

　ざ瘡は慢性炎症性疾患であり、維持療法の継続により、炎症性皮疹の再燃を防ぐことができる。この患者はその後も、1年ほど維持療法を継続し、高い満足度を得た。

症例 2　面皰にはディフェリン　副作用は保湿剤で予防

　症例2は15歳女性。数カ月前から前額部を中心にざ瘡が出現し、徐々に増加してきたため、当院を受診した。これまで市販のせっけんや洗顔料などで朝晩こまめに洗顔していたが、一向に良くならないという。

　診察の結果、皮疹の種類は、非炎症性皮疹の面皰が主体であったため、抗菌薬は用いず、レチノイド製剤であるディフェリン（アダパレン）と保湿剤のヒルドイドソフト軟膏（ヘパリン類似物質）で治療を開始した。

　ディフェリンは、使用部位に乾燥、ヒリヒリ感、痒み、皮剥け、赤みなどの副作用が出現しやすい。そのため、副作用の予防を目的にヒルドイドも併せて処方した。塗布は夜の洗顔後の1回のみとし、まずヒルドイドを顔全体に塗布してから、ディフェリンを薄めに塗布するよう指導した。ディフェリンは、使用開始後2週間以内に副作用が出やすいので、1週間後、2週間後の受診を勧めた。治療効果が得られるまでには、おおむね3カ月かかるため、数カ月間は塗り続ける必要があると説明することも重要である。

　副作用に注意しながら、約5カ月間使用し続けたところ、ざ瘡はほとんど目立たなくなった。

症例 3　患者の希望に応じて　朝はローションに変更

　症例3は23歳女性。約1年前から顔全体にざ瘡が

でき、軽快、悪化を繰り返していた。初診時のざ瘡の状態は、面皰が主体で、頬と顎に膿疱が散在していた。炎症性皮疹の膿疱が顔の片側に7〜8個あったため、中等症と診断した。面皰、丘疹にはディフェリンと保湿剤を就寝前に塗布し、膿疱には抗菌薬のダラシンTゲル（クリンダマイシンリン酸エステル）を1日2回、朝晩の洗顔後に塗布するよう指導した。

ダラシンTゲルは1日2回で処方したが、女性の場合、朝にゲル剤を使用すると、化粧がしにくいとの訴えが時々ある。この患者も3週間後の受診時にそのような訴えがあったため、化粧崩れを防ぐために、ダラシンTローションを追加で処方し、朝はローション、夜はゲルを使用するよう指導した。

これらの外用薬の塗布を2カ月間続けたところ、炎症性皮疹が軽快し、3カ月後から面皰が減少した。

症例 4 瘢痕にはエピデュオ 単剤使用歴を必ず確認

症例4は22歳男性。小学生の頃から顔全体にざ瘡ができ、皮膚科診療所でベピオ、ディフェリンなど様々な外用薬による治療を受けたが、軽快と悪化を繰り返していたため、当院を受診した。

初診時、膿疱が多くみられ、中等症と診断した。外用薬はベピオを選択した。内服薬は、マクロライド系抗菌薬のルリッドと、漢方薬の清上防風湯を処方した。

ざ瘡の患者は比較的若年者が多いが、漢方薬の細粒や顆粒を服用するのが困難な患者もいるため、処方後の初めての再診時には、服用できたか尋ねるように心掛けている。

もし、服用が難しい場合は、錠剤に変更したり、ほかの漢方薬に変更することもある。内服可能で特に副作用もなければ、同じ処方を2週間続ける。

漢方薬による治療は、改善までの期間が長期になりやすい。薬剤師には、服薬指導の際、焦らずに適切な治療を続ける重要性を患者に伝えてほしい。

急性期の炎症が治まった後は、外用薬を中心に治療

症例 3

面皰が主体で、頬と顎に膿疱が散在する 23歳女性

●**初診時の処方**

① ディフェリンゲル0.1%　15g

　ヒルドイドソフト軟膏0.3%　25g
　　1日1回　就寝前、顔面全体に塗布

② ダラシンTゲル1%　10g
　　1日2回　朝晩洗顔後、膿疱に塗布

●**3週間後の処方（追加）**

ダラシンTローション1%　20mL
　　1日1回　朝洗顔後、膿疱に塗布

症例 4

小学生から顔全体にざ瘡ができ、軽快と悪化を繰り返す22歳男性

●**初診時の処方**

① ベピオゲル2.5%　15g
　　1日1回　就寝前、顔面全体に塗布

② ルリッド錠150　1回1錠（1日2錠）
　　1日2回　朝夕食後　14日分

③ ツムラ清上防風湯エキス顆粒（医療用）
　　　　　　　　1回2.5g（1日5g）
　　1日2回　朝夕食前　14日分

●**1年後の処方**

エピデュオゲル　15g

【般】ヘパリン類似物質スプレー0.3%
　　　　　　　　　　　　　　　100g
　　1日1回　就寝前、顔面全体に塗布

を続けた。約1年後、皮疹の状態は瘢痕が主体となってきたので、エピデュオ（アダパレン・過酸化ベンゾイル）を処方した。

エピデュオはアダパレンと過酸化ベンゾイルの配合剤で、両薬剤の作用を有する。そのため添付文書では、本剤よりも先に各単剤による治療を考慮すること

解説　尋常性ざ瘡の処方の実際

表4　ざ瘡に対する自由診療の例

● **ケミカルピーリング**

弱酸性のグリコール酸をざ瘡の発生していない部位も含めて塗布し、表面の古い角質層や毛穴に詰まった皮脂を取り去り、皮膚細胞に刺激を与えて新陳代謝を促進させる。面皰の治療になるほか、炎症性皮疹の増悪を抑制する効果もある。2〜3週間に1回程度行うことが多い。

● **イオン導入**

ざ瘡の炎症は真皮層にまで広がるため、高濃度ビタミンCやアミノ酸などを皮膚全体に塗布し、微弱電流を流して真皮層まで浸透させて、皮膚の新陳代謝を促進させる。

● **ダイオードレーザー**

顎などの難治性ざ瘡の炎症部位に、半導体レーザーを当て、原因菌の*P.acnes*を殺菌する。数週間おきに3〜4回治療を繰り返すと、炎症が早く治まる。また、熱が皮脂腺を破壊するため皮脂分泌が抑制され、再発予防にもなる。米国ではざ瘡治療への使用が認可されている。

● **青色発光ダイオード照射**

特定の波長の可視光線を炎症部位に当てる。*P.acnes*の産生するポルフィリンという物質にこの光線が当たると、活性酸素を発生するため、*P.acnes*が殺菌される。炎症性皮疹に効果がある。

当院では、ケミカルピーリングやイオン導入を2週間に1度行う際に、1回15分間照射する。そして次回のケミカルピーリングやイオン導入を行う前に、青色発光ダイオードを単独で8回程度（計10回）照射している。米国ではざ瘡治療への使用が認可されている。

● **経口避妊薬（低用量ピル）**

顎や口の周りなど、髭が生える部分に見られる難治性のざ瘡で、月経周期に合わせて増悪を繰り返す場合は、男性ホルモン（アンドロゲン）が過剰産生され、皮脂が過剰に分泌されている。低用量ピルは、副腎・卵巣・末梢組織におけるアンドロゲン産生を抑制し、皮脂の過剰な分泌を抑制する。

日経DIクイズ　皮膚疾患篇　　041

となっている。この患者は既に、アダパレンと過酸化ベンゾイルを単剤で使用した経験があり、問題は生じなかったとのことなので、エピデュオを処方した。同薬は、上手に使用すれば、瘢痕をある程度改善できるという報告もあるので、維持療法として有効な薬剤と考えられる。

また、乾燥、刺激感の予防として、保湿剤の併用も重要である。患者の希望によりヘパリン類似物質のスプレー剤を処方した。

治療継続に向けての支援も重要に

以上、ざ瘡に対する薬物治療について述べてきたが、近年では患者のニーズに合わせて、41ページ**表4**のような保険適用外治療を実施する医療機関も出てきている。例えば、当院ではケミカルピーリングに高濃度ビタミンCなどの導入を組み合わせた治療を行い、薬物治療だけでは改善しない皮膚症状をより良く、よりきれいに治療することで、患者のQOLを高めることに成功している。

ざ瘡は、慢性炎症性疾患であり、急性炎症期の後は、必ず維持療法に継続するよう、しっかり指導していくことが最も重要である。

参考文献

1）JAMA.2010;304:859-66.
2）Am J Obstet Gynecol.2002;186:100-2.
3）日本ペインクリニック学会「神経障害性疼痛薬物療法ガイドライン 改訂第2版」（2016）

解説　尋常性ざ瘡の処方の実際

足白癬、爪白癬の基礎知識

常深 祐一郎（東京女子医科大学皮膚科准教授）

白癬は、白癬菌が皮膚の角層や爪などに寄生して生じる感染症で、有病率は高く、いわゆる水虫として誰もが知っている疾患である。治療では、外用と経口の抗真菌薬を用いるが、患者の水虫治療に対する認識は間違いが多いので、治療方針や処方意図、薬の使い方についてきちんと説明することが重要である。

1. 概念と分類

　白癬（皮膚糸状菌症）は、真菌である白癬菌（皮膚糸状菌）が、皮膚の角層およびその特殊形である毛や爪に寄生して生じる感染症である。多くの場合、感染患者から脱落した鱗屑（小さな角質片）が、足底の皮膚に付着することで感染して足白癬を発症する。この足白癬を治療せず放置することで爪に感染し、爪白癬となる。

　白癬の有病率は高く、中でも足白癬は、いわゆる水虫として誰もが知っている疾患である。日本では、19.6％が足白癬か爪白癬のいずれかを有するとされる[1]。外用OTC薬が多数販売されており、簡単に治せそうなイメージがあるかもしれないが、患者の治療に対する認識は間違いが多い。治療方針や処方意図、薬の使い方についてきちんと説明することが重要である。

　足白癬は主に、（1）趾間（足の指の間）に浸軟（皮がふやけた状態）や鱗屑がみられる「趾間型」、（2）足底に鱗屑や小水疱がみられる「小水疱型」、（3）過角化がみられる「角質増殖型」――に分類される。

　一方、爪白癬は、（1）爪甲の肥厚や混濁が遠位や側面から始まる「遠位側縁爪甲下爪真菌症」（distal and lateral subungual onychomycosis：DLSO）、（2）爪甲表面だけが白濁する「表在性白色爪真菌症」（superficial white onychomycosis：SWO）、（3）爪甲の近位部から混濁が始まる「近位爪甲下爪真菌症」（proximal subungual onychomycosis：PSO）、（4）爪甲全体に病変が及び、爪甲が肥厚し脆弱化した「全異栄養性爪真菌症」（total dystrophic onychomycosis：TDO）――に分類される。

　詳しくは後述するが、白癬の治療では、治療薬として外用と経口の抗真菌薬を用いる。また、病型ごとに若干治療方針が異なるため注意する。

2. 検査と診断

　白癬の診断には、病変部に真菌が存在することの証明が必須である。見た目の臨床像だけでの診断は、専門医といえども難しいことが多い。「水虫」を主訴として受診した患者のうち、13～33％が足白癬患者ではなく、それらの患者のうち7割以上が湿疹や皮膚炎だったという報告もある[2]。

　真菌検査には、直接鏡検、培養、イムノクロマト法、分子生物学的検査などがあるが、足白癬や爪白癬では、真菌が角層もしくは爪に存在するため、直接鏡検により迅速に診断を確定することができる。最も頻用

解説　足白癬、爪白癬の基礎知識

されており、また必ず行うべき検査である。

　直接鏡検ではまず、摂子（ピンセット）や剪刀、ニッパーなどを用いて鱗屑や水疱、爪などの病変を検体として採取する。爪は細かく砕いておく。検体をスライドグラスに載せてカバーグラスをかけ、隙間から水酸化カリウム水溶液を滴下した後、アルコールランプやホットプレートなどで緩やかに加熱する。検体が溶解したら、軽くカバーグラスの上から検体を薄く押しつぶして、顕微鏡で観察する。もし白癬菌が存在すれば、菌糸や数珠状につながった分節胞子がみられる。

　顕微鏡の設定は、絞りは絞って、コンデンサーは下げる。対物レンズは10倍がよい。この倍率が視野もある程度広く、また菌要素の形態も認識できる。

　小水疱型の足白癬では、小水疱からの検出率が高いので、水疱蓋を剪刀で切り取って鏡検することが多い。破れた水疱の周囲に付着している鱗屑からも検出しやすい。鱗屑は完全に浮き上がっていないものを剥がし取るとよい。趾間型では、浸軟せず乾いていてまだ皮膚に付着している鱗屑を検体とする。足底の過角化がみられる角質増殖型は、検出率が低いので検体を多く採取する。

　SWO（表在性白色）型爪白癬では、爪甲表面の混濁部を削ればよいが、DLSO（遠位側縁爪甲下）型などの爪白癬では、混濁部と正常部の境界まで病爪を削り込んで採取する。くさび形の混濁がある場合は、くさびの先端（混濁部の最近位部）まで削り込む。

表1　白癬に適応を持つ主な外用抗真菌薬と白癬に対する治療効果（筆者の私見）

系統	一般名	先発医薬品名（剤形）	効果
イミダゾール系	ルリコナゾール	ルリコン（クリーム、軟膏、液）	◎
	ラノコナゾール	アスタット（クリーム、軟膏、液）	◎
	ケトコナゾール	ニゾラール（クリーム、ローション）	○
	ネチコナゾール塩酸塩	アトラント（クリーム、軟膏、液）	○
	ビホナゾール	マイコスポール（クリーム、液）	○
モルホリン系	アモロルフィン塩酸塩	ペキロン（クリーム）	◎
チオカルバミン酸系	リラナフタート	ゼフナート（クリーム、液）	◎
アリルアミン系	テルビナフィン塩酸塩	ラミシール（クリーム、液、スプレー）	◎
ベンジルアミン系	ブテナフィン塩酸塩	ボレー、メンタックス（クリーム、液、スプレー）	◎

◎は効果が高いもの

3. 治療方針

治療薬

① 外用抗真菌薬

外用抗真菌薬は、添付文書の効能・効果に「白癬」とあっても、実際の治療効果は薬剤によって異なる（45ページ**表1**）。

イミダゾール系では、ルリコナゾール（商品名ルリコン）、ラノコナゾール（アスタット他）は効果が高いが、ケトコナゾール（ニゾラール他）やネチコナゾール塩酸塩（アトラント）、ビホナゾール（マイコスポール他）は、白癬に対する効果が低い。

非イミダゾール系であるアモロルフィン塩酸塩（ペキロン）、テルビナフィン塩酸塩（ラミシール他）、リラナフタート（ゼフナート）、ブテナフィン塩酸塩（ボレー、メンタックス他）も白癬に効果がある。

この中でも特に、ルリコナゾールとラノコナゾールは、白癬菌に対する最小発育阻止濃度（MIC）が群を

表2　経口抗真菌薬の比較（筆者の私見）

	テルビナフィン塩酸塩 （商品名ラミシール他）	ホスラブコナゾール L-リシン エタノール付加物（ネイリン）	イトラコナゾール （イトリゾール他）
用法・用量	● 足白癬、爪白癬 1回125mg、1日1回食後	● 爪白癬のみ 1回100mg、1日1回（食事に関係なく内服可能）、12週間連日投与	● 爪白癬（パルス療法） 1回200mg、1日2回食直後、1週間内服と3週間休薬を3度繰り返す ● 足白癬（連続投与） 1回100mg（重症例は200mg）、1日1回食直後
抗真菌スペクトラム[1]	狭い（白癬菌）	広い（白癬菌、カンジダ、マラセチア）[2]	広い（白癬菌、カンジダ、マラセチア）
角質親和性	中等度	データなし （2018年4月時点）	高い
併用禁忌薬	なし （併用注意薬はある）	なし （併用注意薬はある）	多い（表3、カルシウム拮抗薬も原則併用しない）
警告	重篤な肝障害、血球減少（肝障害や血液障害のある患者には原則使用しない）	なし	なし
肝機能障害	時にあり（頻度は低いが重篤なものあり）	時にあり[3]	少ない
血球減少	時にあり（頻度は低いが重篤なものあり）	少ない[3]	少ない
横紋筋融解症 （CK上昇）	時にあり （CKを必ず測定）	まれ[3]	まれ

[1] 白癬に関しては、テルビナフィンとホスラブコナゾールが第一選択となる
[2] 活性本体であるラブコナゾールの抗真菌スペクトラム。添付文書上の適応菌種は皮膚糸状菌（トリコフィトン属）
[3] 治験データのみ。今後さらに詳細な検討が必要

解説　足白癬、爪白癬の基礎知識

抜いて小さく、高い効果が期待できる。

　爪白癬専用の高濃度外用薬もある。日本では2018年5月時点で、ルコナック爪外用液（一般名ルリコナゾール）とクレナフィン爪外用液（エフィナコナゾール）が発売されている。

② 経口抗真菌薬

　経口抗真菌薬としては、従来からテルビナフィンとイトラコナゾール（商品名イトリゾール他）があったが、最近、新規トリアゾール系経口抗真菌薬であるホスラブコナゾール L-リシンエタノール付加物（ネイリン）が登場した。これら3つの経口抗真菌薬について、**表2**にまとめた。

　白癬菌に対して、テルビナフィンとホスラブコナゾールは極めて効果が高く、筆者は第一選択としている。イトラコナゾールは、白癬菌、カンジダ、マラセチ

アなど抗真菌スペクトラムは広いが、白癬菌についてはテルビナフィン、ホスラブコナゾールの方が優れているため、第二選択としている。ただし、ホスラブコナゾールの保険上の適応症は「爪白癬」のみである。

　テルビナフィンは肝機能障害と血球減少、横紋筋融解症に注意しながら使用する。足白癬か爪白癬に関わらず、連続投与を行う。

　ホスラブコナゾールは、内服後速やかに吸収され、活性本体であるラブコナゾールに変換される。吸収は食事の影響を受けない。血液検査は規定されていないが、検査を実施することが望ましい。併用注意薬（シンバスタチン［リポバス他］、ミダゾラム［ドルミカム、ミダフレッサ他］、ワルファリンカリウム［ワーファリン他］）はあるが、併用禁忌薬はない。

　イトラコナゾールは、吸収効率が低い薬剤なので、連続投与では吸収を高めるため、分割投与せず1日1

表3　イトラコナゾールの併用禁忌薬（2018年6月30日時点）

- ピモジド（商品名オーラップ）
- キニジン硫酸塩水和物（硫酸キニジン）
- ベプリジル塩酸塩水和物（ベプリコール）
- トリアゾラム（ハルシオン他）
- シンバスタチン（リポバス他）
- アゼルニジピン（カルブロック、レザルタス他）
- ニソルジピン（バイミカード他）
- エルゴタミン酒石酸塩（クリアミン）
- ジヒドロエルゴタミンメシル酸塩（販売中止）
- エルゴメトリンマレイン酸塩（注射薬のみ）
- メチルエルゴメトリンマレイン酸塩（パルタン M 他、メテルギンは販売中止）
- バルデナフィル塩酸塩水和物（レビトラ）
- エプレレノン（セララ）
- ブロナンセリン（ロナセン）
- シルデナフィルクエン酸塩（レバチオ他）
- タダラフィル（アドシルカ）
- アスナプレビル（スンベプラ、ジメンシー）
- バニプレビル（販売中止）
- スボレキサント（ベルソムラ）
- イブルチニブ（イムブルビカ）
- チカグレロル（ブリリンタ）
- アリスキレンフマル酸塩（ラジレス、ラジムロ）
- ダビガトランエテキシラートメタンスルホン酸塩（プラザキサ）
- リバーロキサバン（イグザレルト）
- リオシグアト（アデムパス）
- コルヒチン（肝臓または腎臓に障害がある患者に投与されている場合）

※ 随時改訂されるため、最新の添付文書などで確認する。

表4
経口抗真菌薬服用時の血液検査の注意点
（筆者の私見）

テルビナフィン塩酸塩（商品名ラミシール他）
- 定期的な血液検査が必須
- 血液検査は2カ月ごとに行う
- 肝機能障害と血球減少、横紋筋融解症に注意する
- 結果に多少の変動があっても一過性の変動であることが多いため、すぐに中止せず継続し、次の血液検査でもさらに変化があれば中止する。実際に中止に至る症例は少ない
- 軽度の肝機能障害があっても、血液検査を毎月行いながら投与できることが多い

ホスラブコナゾール L-リシンエタノール付加物（ネイリン）
- 血液検査の実施は規定されていないが、肝機能障害が表れることがあるため、投与中に肝機能検査を行う方が望ましい
- 検査項目は当面、イトラコナゾールと同様でよいと考えられる
- 検査項目や検査間隔などは、今後使用経験が増える中での検討事項

イトラコナゾール（イトリゾール他）
- 定期的な血液検査が必須（パルス療法では各サイクル前に、連続投与では1～2カ月ごとに行う）
- 肝機能障害と血球減少に注意する
- 多少の変動があってもすぐには中止せず、注意しながら投与を継続する

図1
足白癬の外用範囲

白癬菌は臨床症状がない部分にも存在するため、症状がない部分も含め両足の足底全体、足の指の間、足の指の背側、足の側面、土踏まず、かかと上方まで隙間なく塗布する

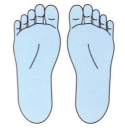
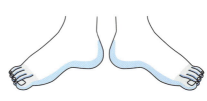

水色と灰色の部分に塗布する

回服用する。ただし爪白癬では、増量して濃度を高めるために1日2回とし、1週間服薬後に3週間休薬するサイクルを3回繰り返す、パルス療法を行う。また、酸性下で脂肪分がある方が吸収が増すため、食直後に内服する。肝機能障害と血球減少に注意する。また併用禁忌薬も多い特徴がある（47ページ**表3**）。

　イトラコナゾールとテルビナフィンは、投与前および投与中の定期血液検査が必須である。具体的な検査項目は、血算（分画含む）、生化学（AST［GOT］、ALT［GPT］、LDH、ALP、γ-GTP、総ビリルビン、CK、BUN、Cre）で、検査間隔はイトラコナゾールパルス療法では、各サイクル前に検査する。各サイクルの終了時は不要である。テルビナフィン連続投与では、開始2カ月は毎月検査を行い、データに変動がなければその後は2カ月ごとでよい。

　ホスラブコナゾールは、定期検査は必須ではないとされるが、筆者は肝機能検査を行う方が望ましいと考える。当面の検査項目はイトラコナゾールと同様でよいと考えられるが、検査項目や検査間隔については、今後使用経験が増える中での検討事項である。

　各薬剤における血液検査の注意点を**表4**にまとめた。いずれの薬剤も副作用の頻度は高くなく、検査を行えば安全に使用できるので、積極的に使用したい。

病型ごとの治療方針

① 足白癬

　臨床症状がない部分も含め、両足の足底全体、趾間（足の指の間）、趾背（足の指の背側）、足縁（足の側面）、土踏まず、かかと上方まで、隙間なく塗布する（**図1**）。

　症状消失後も、足底の角質層が入れ替わるのは1カ月以上必要なため、最低1カ月は塗り続ける。びらんや亀裂などの合併症を伴わない足白癬では、伸びやすくべたつきが少ないクリーム剤が頻用される。

▶ **趾間型、小水疱型**

　外用抗真菌薬を主に使用する。べたつきを嫌う患者

では、外用液を使用するとよい。使用感がよくアドヒアランスが向上する。ただし外用液は刺激性が高いため、使用する際には、刺激性皮膚炎を起こしやすい状態でないことを必ず確認する。

▶ **角質増殖型**

　外用抗真菌薬のみでは治りにくいため、経口抗真菌薬を併用する。

▶ **軽度の浸軟や亀裂などを有する症例**

　特に趾間型で、軽度の浸軟や亀裂を有する症例では、外用抗真菌薬による刺激性皮膚炎を避けるため、軟膏基剤の外用薬を用いる。また趾間にガーゼを挟むなど、湿度を下げる工夫を行う。

▶ **びらんや亀裂、強い浸軟、湿疹、二次感染症などの合併症がある場合**

　合併症のある状態で外用抗真菌薬を使用すると、刺激により高確率で症状が増悪するため、合併症を先に治療してから外用抗真菌薬による治療を開始する。

　びらんや亀裂、浸軟には亜鉛華軟膏を塗布し、趾間ではガーゼを挟んで、乾燥、上皮化させる。湿疹にはステロイド外用薬を塗布し、二次感染症がある場合は抗菌薬を内服する。なお、経口抗真菌薬の内服が可能な場合は、併用すると真菌に対する治療も初期から開始できる。

② 爪白癬

　経口抗真菌薬の内服が治療の基本となる。爪にくさび形の混濁、爪甲剥離のある場合や、肥厚が強い場合は、そのままでは完治が難しいため、物理的に削るなどの処置を併用する。

　DLSO（遠位側縁爪甲下）型の軽症〜中等症、またはSWO（表在性白色）型であれば、爪白癬用の外用抗真菌薬を検討してもよいが、治療期間が長期に及ぶため、患者への十分な説明が大切である。くさび形の混濁がある病型に外用抗真菌薬が有効であるという報告も最近あり、今後の知見の蓄積が待たれる。

　また、合併症や併用薬によって経口抗真菌薬が使用できない症例でも、爪白癬専用の外用抗真菌薬を使用する。

新しい爪白癬の検査キットが登場

　近年、白癬菌細胞壁の多糖類に対する抗体を使用し、イムノクロマト法で検体中の白癬菌抗原を検出するキットが開発された[3]。臨床試験を経て、現在は爪白癬の体外診断医薬品として承認されている。

　本法は手技が簡便で、結果の判定が肉眼で迅速にできる。爪白癬を疑うも鏡検で白癬菌を見つけられない時に、本キットによる検査を行い、陽性であれば再度鏡検を行うことで見落としを少なくできる。逆に本キットも陰性であれば、爪白癬の可能性は極めて低くなる。

参考文献

1）日皮会誌 2001;111:2101-12.

2）日皮会誌 1995;105:483.

3）J Dermatol.2016;43:1417-23.

解説　足白癬、爪白癬の処方の実際

医師が処方を決めるまで

足白癬、爪白癬の処方の実際

常深 祐一郎（東京女子医科大学皮膚科准教授）

- ▶ 外用抗真菌薬は、白癬菌への治療効果と基剤から選択する。服薬指導で、外用薬を塗る範囲や量、使用期間を具体的に指導することが、治癒に導くために大切である

- ▶ 外用抗真菌薬による刺激性皮膚炎に注意する。湿疹などの合併症を伴っている場合は、合併症の治療を優先させる。その際は、ステロイド外用薬を使用することもある

- ▶ 経口抗真菌薬の服用が治癒率向上の鍵。治癒率の向上だけでなく、治療期間も短縮できる。爪白癬はもちろん、足白癬にも使用するケースがある

症例 1　塗布する範囲、量、期間の説明が重要

まず、合併症のない典型的な足白癬の症例を呈示する。症例1は、趾間（足の指の間）と足底に鱗屑（小さな角質片）があるが、びらんや亀裂などの合併症を伴わない足白癬である（写真1）。

足白癬での治療のポイントは、（1）白癬菌に効果の高い外用抗真菌薬を選択する、（2）塗布範囲や塗布量、塗布期間などについて患者に十分な指導を行う、（3）塗布に必要な量を処方する──の3点である。本症例には、白癬菌に効果が高いアスタット（一般名ラノコナゾール）を処方した。伸ばしやすく、べたつきが少ないクリーム剤を選択し、1カ月に塗布すべき量として30gを処方した。

外用抗真菌薬は、効能・効果に白癬とあっても、実際の治療効果は、薬剤によって異なる（45ページ表1）。中でも、ルリコナゾール（商品名ルリコン）とラノ

写真1　合併症を伴わない足白癬（症例1）

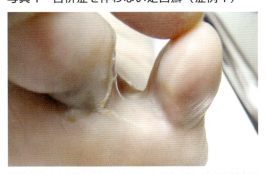

趾間と足底に鱗屑があるが、びらんや亀裂などの合併症は伴っていない。

症例1

30代男性。合併症を伴わない足白癬

アスタットクリーム1%　30g
　　1日1回　両足の足底、足縁、趾間全体に塗布

日経DIクイズ 皮膚疾患篇　051

コナゾール（アスタット他）は、白癬菌に対する最小発育阻止濃度（MIC）が群を抜いて小さく、高い効果が期待できる。

白癬菌は臨床症状がない部位にも存在するため、48ページ図1に示すように、両足の足底全体からかかと上方まで隙間なく塗布する。症状消失後も、足底の角層が入れ替わるのに必要な1カ月間は少なくとも塗り続ける。患者に塗布範囲を説明し、少々症状が良くなっても塗布をやめないよう指導しておく。

適切な薬剤を選んでも、塗布量が少ないと効果が期待できない。必要量の目安として、フィンガー・チップ・ユニット（finger tip unit：FTU）という概念が用いられることが多い。

一般に、外用薬をチューブから押し出し、人さし指の指先から第1関節まで押し出した量を1FTUとしている。この量は、手2枚分の面積に塗布するのに必要な量とされ、片足で1FTU、両足で2FTUを塗布することになる。口径5mmのチューブの1FTUはおよそ0.5gであり、1カ月では30g使用する計算になる。

1カ月後の来局時に外用薬がたくさん残っているようであれば、使い方が間違っていると考えられる。よくある間違いは、薄く塗っている、一部にしか塗っていない、時々しか塗っていない、少し改善すると塗るのをやめているなどである。薬局でも、どのように塗っているかを患者から聴取して、適切な使い方を繰り返し指導してほしい。

症例2 皮膚炎が生じたら別系統の外用抗真菌薬に

症例2は、趾間に浸軟（皮がふやけた状態）を伴っている足白癬である（写真2）。

外用抗真菌薬には刺激性がある。特に、浸軟や亀裂がある場合は、刺激性皮膚炎を起こす可能性が高い。浸軟や亀裂がある足白癬に対する治療のポイントは、刺激の少ない基剤を選ぶことである。

刺激性は、「軟膏＜クリーム＜液」の順に大きくな

写真2　趾間に浸軟を伴う足白癬（症例2）

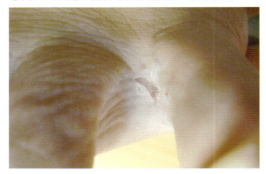

趾間の皮がふやけた状態（浸軟）になっている。

症例2

50代女性。趾間に浸軟を伴う足白癬

ルリコン軟膏1%　30g
　1日1回　両足の足底、足縁、趾間全体に塗布

る。軟膏はべたつくが、最も刺激の少ない剤形である。症例2でも軟膏を選んだ。軟膏の剤形があり、白癬に対する治療効果の高い外用抗真菌薬としては、ルリコナゾール、ラノコナゾールがある。趾間にガーゼを挟むといった方法で、足指の湿度を下げる工夫も有効だ。

刺激性皮膚炎（紅斑や瘙痒など）が生じたら、外用抗真菌薬を中止し、ステロイド軟膏を使用する。刺激性皮膚炎が改善すれば外用抗真菌薬を再開する。外用抗真菌薬の使用時に皮膚炎を起こした場合、多くは刺激性皮膚炎であるが、アレルギー性接触皮膚炎の可能性もあるため、他の系統の外用抗真菌薬に変更した方がよい（45ページ表1）。

刺激性皮膚炎が生じると、患者は白癬が悪化したと勘違いし、さらに抗真菌薬を塗布して、症状を悪化させてしまうことがある。そのため患者には、外用抗真菌薬により刺激性皮膚炎が生じる可能性があることをあらかじめ説明しておくことが大切である。

解説　足白癬、爪白癬の処方の実際

症例3　重症の合併症があれば経口抗真菌薬を使う

次に、びらんや亀裂、強い浸軟、湿疹、二次感染症などの重症の合併症を伴った足白癬の治療を紹介する。

症例3は、外用OTC薬により湿疹（接触皮膚炎）を起こしたと考えられた（写真3）。重症の合併症を伴った足白癬の治療のポイントは、合併症の治療を優先することと、外用抗真菌薬の代わりに経口抗真菌薬を使用することである。

外用抗真菌薬は、湿疹などの合併症をより悪化させるため、外用抗真菌薬を使用せずに、合併症の治療を優先する。湿疹を合併した症例3では、ステロイド外用薬のアンテベート（一般名ベタメタゾン酪酸エステルプロピオン酸エステル）を選択し、基剤として刺激が少ない軟膏を選んだ。

足白癬にステロイド外用薬を使用するのは、教科書的には間違いと思われるかもしれないが、短期間であれば白癬を悪化させないので問題ない。

ステロイド外用薬は1日2回塗布する。湿疹の治療は、足白癬と異なり病変部のみでよい。びらんや亀裂、浸軟がある場合は、亜鉛華軟膏を重層し、趾間はガーゼを挟んで乾燥させ、上皮化させる。二次感染がある場合は、抗菌薬を内服させることもある。

同時に、足白癬の治療のために経口抗真菌薬を使用する。症例3では、ラミシール（テルビナフィン塩酸塩）を処方した。経口抗真菌薬を使用することで、合併症の治療と同時に白癬の治療も開始できる。湿疹が改善した後は、症例2と同様に軟膏基剤の抗真菌薬による治療に切り替える。

なお経口抗真菌薬は、皮膚が硬くなるタイプの角質増殖型足白癬にも有効である。経口抗真菌薬を活用することで治癒率が向上し、治療期間を短縮できる。

症例4　爪白癬には経口抗真菌薬が基本

爪白癬に対する基本治療薬は、経口抗真菌薬である。大半の爪白癬症例は、外用療法のみで完治させることは難しい。経口抗真菌薬が内服可能な場合は、内服で治療するべきである。爪白癬用の外用抗真菌薬もあるが、経口抗真菌薬が使用できない症例や軽症例に限って処方すべきであると考える。症例4は典型的な爪白癬である（54ページ写真4）。

白癬菌に対しては、テルビナフィンとホスラブコナゾール L-リシンエタノール付加物（商品名ネイリン）が抜群の抗真菌作用を示すため、第一選択となる。イトラコナゾール（イトリゾール他）は第二選択である。

46ページ表2に、これら3つの経口抗真菌薬の比較を示す。イトラコナゾールは、併用禁忌薬が多いことにも注意が必要である（47ページ表3）。また、カルシウム拮抗薬は併用注意薬とされているが、併用すると効果が強く出て浮腫や心不全につながる恐れがあるので、原則併用しないようにする。

写真3　湿疹を合併した足白癬（症例3）

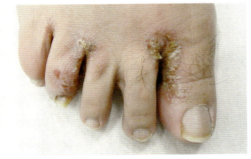

紅斑、小水疱が趾間から足背に及んでいる。外用OTC薬の接触皮膚炎が疑われる臨床像である。

症例3

40代男性。湿疹を合併した足白癬

①アンテベート軟膏0.05%　10g
　　1日2回　足の赤くなったところ
②ラミシール錠125mg　1回1錠（1日1錠）
　　1日1回　夕食後　14日分

日経DIクイズ 皮膚疾患篇　053

写真4　爪白癬（症例4）

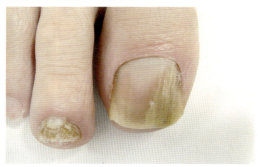

爪甲が混濁、肥厚し、爪甲剥離を来している。

症例4

70代男性。爪白癬

ラミシール錠125mg　1回1錠（1日1錠）
1日1回　夕食後　30日分

テルビナフィンは吸収が非常によく、白癬菌に対するMICや最小殺真菌濃度（MFC）も非常に低いため、白癬菌に対しては安定感のある薬剤である。後発医薬品も安心して使用できる。筆者も後発品のネドリールを頻用している。

ホスラブコナゾールは、爪白癬を適応症とする新規の経口薬である。内服後、活性本体のラブコナゾールに速やかに変換され、吸収は食事の影響を受けず安定している。併用禁忌薬はない。12週という短期内服なので、服薬アドヒアランスが維持されることが期待される。

一方、イトラコナゾールは吸収効率が低いため、先発医薬品には吸収を高めるための独自の製剤技術が施されている。後発品では製剤工程が異なるものがあるため、イトラコナゾールに関しては先発品の使用が無難であると考えている。

外用抗真菌薬を使用するのは、（1）肝機能障害や血球減少があって経口抗真菌薬が使用できない症例、（2）どうしても内服を希望しない症例、（3）軽症例

表5　足白癬・爪白癬の処方例

足白癬

（a）小水疱型、趾間型
以下の（1）〜（6）のいずれかのクリーム剤を1日1回で処方する
（1）ルリコナゾール（商品名ルリコン）
（2）ラノコナゾール（アスタット他）
（3）リラナフタート（ゼフナート）
（4）テルビナフィン塩酸塩（ラミシール他）
（5）ブテナフィン塩酸塩（ボレー、メンタックス他）
（6）アモロルフィン塩酸塩（ペキロン）

※べたつきを嫌う患者は、（1）〜（5）のいずれかの外用液を処方する。（6）の液剤は存在しない

（b）角質増殖型
外用抗真菌薬に加え、以下のいずれかの経口抗真菌薬を併用する
（1）テルビナフィン（ラミシール他）
　　1回125mg、1日1回食後
（2）イトラコナゾール（イトリゾール他）
　　1回100〜200mg、1日1回食直後

（c）軽度の浸軟や亀裂などを有する症例
以下のいずれかの軟膏剤を、1日1回で処方する
（1）ルリコナゾール（ルリコン）
（2）ラノコナゾール（アスタット他）

爪白癬

以下の（1）〜（3）のいずれかの経口抗真菌薬を使用する。場合によって、（4）か（5）の爪専用の外用抗真菌薬を1日1回塗布する。
（1）テルビナフィン（ラミシール他）
　　1回125mg、1日1回食後
（2）ホスラブコナゾール L-リシンエタノール付加物（ネイリン）
　　1回100mg、1日1回（食事に関係なく内服可能）、12週間
（3）イトラコナゾール（イトリゾール他）
　　1回200mg、1日2回食直後、1週間内服と3週間休薬を3度繰り返す
（4）ルリコナゾール（ルコナック爪外用液）
（5）エフィナコナゾール（クレナフィン爪外用液）

解説　足白癬、爪白癬の処方の実際

——に限るべきである。爪白癬を適応とする外用抗真菌薬としてルリコナゾール（ルコナック爪外用液）やエフィナコナゾール（クレナフィン爪外用液）が発売されたが、（1）重症例では改善が期待できない、（2）治療期間が1年以上と長い、（3）治癒率が低い、（4）高価である——などの理由から、使用は吟味するべきである。例えば筆者は、軽症の爪白癬や、肝硬変で経口抗真菌薬が使用できない患者などに、ルリコナゾールの爪外用液を使用している。

正しい白癬治療を目指して

白癬は臨床でよく遭遇する疾患だが、診断から治療に至るまで誤解は多い。現在、処方できる抗真菌薬（**表5**）は治療効果が高いため、白癬の治療がうまくいかない場合は、診断あるいは薬の使い方が間違っていないかを考慮する必要がある。顕微鏡検査で正確に

診断を行い、病態に応じて適切な薬剤を選択し、経口抗真菌薬も活用し、しっかりと患者指導を行えば、大半の白癬は治癒に導くことができる。

特に患者指導では、薬剤師の協力が不可欠となる。医師が診察室で説明しても、一度だけの説明では患者はその内容を忘れてしまうことが多い。薬局で再度指導してもらえれば、患者は治療内容をより正しく理解し実践できる。

また、足白癬、爪白癬の治療では生活指導も重要となる。例えば、白癬の診断を受けた患者は、しばしば足を強く洗いがちである。しかし足を強く洗い過ぎると、患部を傷つけてしまう可能性が高くなる。「足はごしごし強く洗わないで、せっけんを泡立てて、優しく指の間まで洗ってください」と指導した方がよい。筆者が行っている生活指導の例を**図2**に挙げた。これらのポイントを踏まえた服薬指導を行ってほしい。

図2
足白癬・爪白癬の生活指導例

足はごしごし強く洗わないで、せっけんを泡立てて、優しく指の間まで洗ってください。

指の間がふやけると治療がうまくいかなかったり、かえって悪化したりしますので、5本指靴下の着用をお勧めします。

塗り薬は、入浴後にしっかりと水分を拭き取って、症状がない部分も含め両足の足の裏全体、指の間、指全体、足の側面、土踏まず、かかとの上方まで隙間なく塗ってください。症状が消えてもすぐに中止しないで、最低1カ月は塗り続けてください。

プールや温泉などの床には、他の人の足から剥がれた白癬菌を含んだ鱗屑（剥がれ落ちた角質）が落ちています。それを踏んで足の裏に付着したままにすると、足に白癬菌が感染します。感染成立までには半日ほどかかりますので、それまでに足を洗えば感染を防ぐことができます。

ご自宅にも、治療を始めるまでに落とした白癬菌を含んだ鱗屑が落ちていますので、ご自身やご家族に感染させてしまうことがあります。洗えるものは洗い、床などは掃除をしましょう。

日経DIクイズ　皮膚疾患篇　055

蕁麻疹の基礎知識

原田 晋（はらだ皮膚科クリニック [兵庫県西宮市] 院長）

蕁麻疹の個々の皮疹は、通常、数時間以内に、跡形もなく消退することを特徴とする。最も多いのは特発性蕁麻疹で、血液検査などを行っても、原因が特定できない場合が多い。

1. 蕁麻疹とは

蕁麻疹は、「通常、痒みとともに限局性の発赤を伴った浮腫性変化を突然生じる皮膚疾患」と定義されている。その本態は血管の浮腫性変化であり、ほとんどの場合、図1のようにマスト細胞から遊離したヒスタミンなどの化学伝達物質が、血管および神経に存在している受容体と結合することによって症状が発現する。

蕁麻疹の個々の皮疹は、通常数時間以内に、跡形もなく消退することを特徴とする。しかし、経時的に場所を移動しつつ症状が持続する場合もあり、漠然と皮疹を観察していた場合には、蕁麻疹であるか否かの判断に迷う場合もある。

そこで筆者は、診断が困難な際には皮疹部をペンでマーキングするか、スマートフォンなどで撮影することを推奨している。もし蕁麻疹であれば、マーキングを施行して半日もしくは1日経過後に皮疹部を観察した時、**写真1**に示すように、たとえほかの部位に膨疹が新生していたとしても、マーキング部の膨疹が蕁麻疹の特徴通り、跡形もなく消退していることを確認し得るはずである。

2. 蕁麻疹の経過

通常、蕁麻疹はある日突然に発症するが、その後の経過は、（1）1週間から10日程度の経過で自然治癒

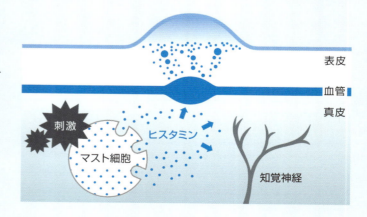

図1　蕁麻疹の発症機序
蕁麻疹には様々な種類があるが、ほとんどの場合はマスト細胞から遊離したヒスタミンが、血管および神経に作用することによって症状が発現する。

解説　蕁麻疹の基礎知識

写真1　蕁麻疹の診断法

蕁麻疹の場合は、皮疹部をペンでマーキングした上で、半日もしくは1日経過後に観察すると、マーキング部の膨疹が消退していることを確認し得る。

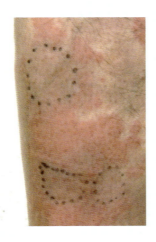

図2　蕁麻疹の病型ごとの発症頻度

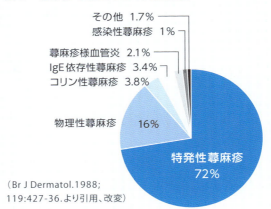

- その他　1.7%
- 感染性蕁麻疹　1%
- 蕁麻疹様血管炎　2.1%
- IgE依存性蕁麻疹　3.4%
- コリン性蕁麻疹　3.8%
- 物理性蕁麻疹　16%
- 特発性蕁麻疹　72%

（Br J Dermatol.1988；119:427-36.より引用、改変）

してしまう場合、（2）膨疹の出現がだらだらと慢性に持続する場合――に2極化する傾向にある。

（1）を急性蕁麻疹と呼び、蕁麻疹全体の8～9割はこれに属する。一過性のウイルス感染やたまたま食べた食物が原因の場合などは、通常、急性蕁麻疹の経過をたどる。

一方、（2）を慢性蕁麻疹と称し、蕁麻疹全体の1～2割はこのような経過を取ると考えられている。現在我が国では、膨疹の出現が4週間以上持続した場合を慢性蕁麻疹としているが、欧米でのガイドラインでは6週間以上持続した場合と定義しているため、今後は日本でも欧米の定義に準ずる予定である。

3. 蕁麻疹の分類

一般的に、蕁麻疹はアレルギーの病気であるというイメージが強いため、当院にも「何のアレルギーか調べてほしい」と希望して来院する蕁麻疹患者が少なからず存在する。

しかし、Championが2310例の蕁麻疹症例を原因ごとに集計した1988年の報告によると[1]、全体の72%は原因不明の特発性蕁麻疹であり、IgE抗体が関与したアレルギー性の蕁麻疹と考えられた症例は、全体の3.4%にすぎなかった（**図2**）。

また、Nettisらによる562例の集計報告においても同様に、全体の82%が特発性蕁麻疹であり、免疫的な機序の関与が疑われたものは9%程度であったとの結果が示されている[2]。

2011年に日本皮膚科学会が作成した「蕁麻疹診療ガイドライン」[3]より引用した、蕁麻疹の主たる病型および蕁麻疹の病態に関与する因子を58ページ**表1**、59ページ**表2**に示す。

アレルギー性・非アレルギー性を問わず、マスト細胞が種々の刺激によって活性化し、その結果、遊離されたヒスタミンなどの化学伝達物質が血管および神経に存在する受容体と結合すると膨疹反応が起こり得るため、蕁麻疹はこのような多彩な原因に基づき発症し得る。

ただし、表1、2のように様々な病因が存在しているにもかかわらず、蕁麻疹全体の中で最も多いのはChampionやNettisらの統計に示されたように特発性蕁麻疹である。

特発性蕁麻疹とは、疲労や感染症などにより蕁麻疹を発症し、以降はマスト細胞の活性化が継続することにより、特に誘因なく長期にわたって蕁麻疹が持続するものである。血液検査などを施行しても明らかな原

因を同定し得ない。蕁麻疹を発症して特に慢性化を呈した患者は、アレルギーや内臓の異常を心配して血液検査を希望するケースが少なくなく、また蕁麻疹患者に対してスクリーニングで血液検査を施行する医療機関も少なからず見受けられるが、諸検査を行っても何も異常を見いだせない場合が大部分である。

そのため、前述の「蕁麻疹診療ガイドライン」では、「全ての蕁麻疹症例に対して一律に1型アレルギーや一般的生化学検査等を行うべきでない」と警鐘を鳴らしている。

表1　蕁麻疹の主たる病型

I. 特発性の蕁麻疹
1. 急性蕁麻疹　　　2.慢性蕁麻疹
II. 刺激誘発型の蕁麻疹 （特定刺激ないし負荷により皮疹を誘発することができる蕁麻疹）
3. アレルギー性の蕁麻疹 　4. 食物依存性運動誘発アナフィラキシー 　5. 非アレルギー性の蕁麻疹 　6. アスピリン蕁麻疹（不耐症による蕁麻疹） 　7. 物理性蕁麻疹 　　（機械性蕁麻疹、寒冷蕁麻疹、日光蕁麻疹、温熱蕁麻疹、 　　遅延性圧蕁麻疹、水蕁麻疹、振動蕁麻疹［振動血管性浮腫］） 　8. コリン性蕁麻疹 　9. 接触蕁麻疹
III. 血管性浮腫
10. 特発性の血管性浮腫 　11. 外来物質起因性の血管性浮腫 　12. C_1エステラーゼ阻害因子（C_1-esterase inhibitor：C_1-INH） 　　の低下による血管性浮腫（遺伝性血管性浮腫［hereditary 　　angioedema：HAE]、自己免疫性血管性浮腫など）
IV. 蕁麻疹関連疾患
13. 蕁麻疹様血管炎 　14. 色素性蕁麻疹 　15. Schnitzler症候群 　16. クリオピリン関連周期熱（CAPS：cryopyrin-associated 　　periodic syndrome）

（出典：日本皮膚科学会「蕁麻疹診療ガイドライン」）

解説　蕁麻疹の基礎知識

表2　蕁麻疹の病態に関与する因子

1. 直接的誘因（主として外因性、一過性）

1）外来抗原

2）物理的刺激

3）発汗刺激

4）食物
食物抗原、食品中のヒスタミン、仮性アレルゲン（豚肉、タケノコ、餅、香辛料など）、食品添加物（防腐剤、人工色素）、サリチル酸

5）薬剤
抗原、造影剤、非ステロイド抗炎症薬（NSAIDs）、防腐剤、コハク酸エステル、バンコマイシン（レッドマン症候群）など

6）運動

2. 背景因子（主として内因性、持続性）

1）感作（特異的IgE）

2）感染

3）疲労、ストレス

4）食物
抗原以外の上記成分

5）薬剤
アスピリン、その他のNSAIDs（食物依存性運動誘発アナフィラキシー）、アンジオテンシン転換酵素（ACE）阻害薬（血管性浮腫）など

6）IgEまたは高親和性IgE受容体に対する自己抗体

7）基礎疾患
・膠原病および類縁疾患（全身性エリテマトーデス［SLE］、シェーグレン症候群など）
・造血性疾患、遺伝的欠損など（血清C_1-INH活性が低下）
・血清病、その他の内臓病変など
・日内変動（特発性の蕁麻疹は夕方〜夜にかけて悪化しやすい）

（出典：日本皮膚科学会「蕁麻疹診療ガイドライン」）

参考文献

1）Br J Dermatol.1988;119:427-36.

2）Br J Dermatol.2003;148:501-6.

3）日本皮膚科学会「蕁麻疹診療ガイドライン」（2011）、日皮会誌 2011;121:1339-88.

医師が処方を決めるまで

蕁麻疹の処方の実際

原田　晋（はらだ皮膚科クリニック[兵庫県西宮市]院長）

Point
- まずは抗ヒスタミン薬を処方
- 症状が持続する場合には、H_2受容体拮抗薬や抗ロイコトリエン薬を併用
- さらに症状が持続する場合は分子標的薬の使用も考慮

ここでは、直接的な原因や誘因のない特発性蕁麻疹の薬物治療について解説する。

発症して間もない急性蕁麻疹については、診察時に強い症状が出現している、または既に消退していてもその程度が大きい場合は2～3日間、予防的に抗ヒスタミン薬（H_1受容体拮抗薬[H_1拮抗薬]）を内服させる。診察時までに既に2～3日以上、症状の出没を繰り返している場合にも予防的に抗ヒスタミン薬を投与し、数日以上完全に皮疹出現を抑制した後、中止する。

一方、通常の抗ヒスタミン薬の内服により十分な症状抑制ができなかった場合には、後述する慢性蕁麻疹に準じて治療する。図3は、日本皮膚科学会「蕁麻疹

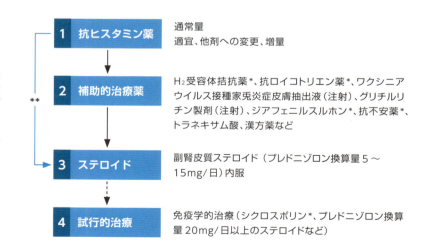

図3
特発性蕁麻疹に対する薬物治療手順

治療内容は、蕁麻疹の症状と効果に応じてステップアップし、症状軽減が見られれば高いステップのものから順次減量、中止する。

（日本皮膚科学会「蕁麻疹診療ガイドライン」より引用、改変）

1 抗ヒスタミン薬　通常量　適宜、他剤への変更、増量

2 補助的治療薬　H_2受容体拮抗薬*、抗ロイコトリエン薬*、ワクシニアウイルス接種家兎炎症皮膚抽出液（注射）、グリチルリチン製剤（注射）、ジアフェニルスルホン*、抗不安薬*、トラネキサム酸、漢方薬など

3 ステロイド　副腎皮質ステロイド（プレドニゾロン換算量5～15mg/日）内服

4 試行的治療　免疫学的治療（シクロスポリン*、プレドニゾロン換算量20mg/日以上のステロイドなど）

*蕁麻疹に対する適応なし　**速やかに症状の軽減を図ることが必要な場合

解説　蕁麻疹の処方の実際

診療ガイドライン」より引用した特発性蕁麻疹に対する薬物治療の手順である[1]。抗ヒスタミン薬の継続服用や増量、服用時間の変更などの工夫をしてもなお、十分な効果が得られない場合、補助的治療薬などを用いるとしている。

　一方、筆者は、62ページ**表3**に示すような手順で、慢性蕁麻疹に対する内服治療を行っている[2]。以下に、慢性蕁麻疹患者の処方の具体例を紹介する。

症例 1　慢性蕁麻疹に抗ヒスタミン薬を処方

　最初に紹介する**症例1**は、感冒罹患後に全身性に蕁麻疹を発現した42歳女性である。

　他院で感冒薬と、抗ヒスタミン薬のオロパタジン塩酸塩（商品名アレロック他）を処方され、内服開始3日後には蕁麻疹の出現は消退した。以降、感冒症状も治癒し、オロパタジンの内服終了後1週間は異常を生じなかったが、その後、蕁麻疹が再び出現。経過観察したものの、2週間経っても膨疹の出現が持続したため、当院を受診した。

　受診時には、蕁麻疹発現後1カ月以上経過していたため慢性蕁麻疹と診断し、長期的な抗ヒスタミン薬の内服継続が必要であると考え、オロパタジンの内服を再開した。服用開始後、直ちに膨疹は出現しなくなったが、以降、皮疹が生じない状態を保つため、3カ月後、オロパタジン内服量を10mg/日から5mg/日に減量し、さらに6カ月後に服用を中止した。その後、症状の再燃は認めていない。

症例 2　抗ヒスで寛解しなければH₂拮抗薬や抗LT薬を併用

　症例2は、3カ月前から連日全身に蕁麻疹が生じるようになった56歳男性である。他院で抗ヒスタミン薬を処方され、膨疹の出現は多少減少したが、完全抑制に至らず、当院を受診した。なお、蕁麻疹以外の疾

症例 1

抗ヒスタミン薬を短期間服用したが、内服終了後に蕁麻疹の再燃を認めた42歳女性

●初回の処方
【般】オロパタジン塩酸塩錠 5mg
　　　　　　　　　　　1回1錠（1日2錠）
　　1日2回　朝夕食後　30日分

●3カ月後の処方
【般】オロパタジン塩酸塩錠 5mg
　　　　　　　　　　　1回1錠（1日1錠）
　　1日1回　朝食後　30日分

症例 2

抗ヒスタミン薬を内服継続しても蕁麻疹の出現を抑制できない56歳男性

●初回の処方
① 【般】オロパタジン塩酸塩錠 5mg
　　　　　　　　　　　1回1錠（1日2錠）
　　【般】ラフチジン錠 10mg
　　　　　　　　　　　1回1錠（1日2錠）
　　　1日2回　朝夕食後　30日分
② 【般】モンテルカスト錠 10mg
　　　　　　　　　　　1回1錠（1日1錠）
　　　1日1回　就寝前　30日分

●1カ月後の処方
（蕁麻疹の出現がなお持続する場合）
① 【般】オロパタジン塩酸塩錠 5mg
　　　　　　　　　　　1回2錠（1日4錠）
　　【般】ラフチジン錠 10mg
　　　　　　　　　　　1回1錠（1日2錠）
　　　1日2回　朝夕食後　30日分
② 【般】モンテルカスト錠 10mg
　　　　　　　　　　　1回1錠（1日1錠）
　　　1日1回　就寝前　30日分

患の自覚はなく、健康な患者である。

　このような経過の症例に対して、日本皮膚科学会の「蕁麻疹診療ガイドライン」では、次のステップとして、

表3 慢性蕁麻疹に対する内服治療の手順に関する私案

1 まず、抗ヒスタミン薬を1剤処方してみる（通常1日2回服用）

2 それで効果が十分でなければ、H₂拮抗薬ないし抗ロイコトリエン薬、またはその両者を加えてみる

3 それでも抑制できないときには、抗ヒスタミン薬を倍量まで増量する

> **1**～**3**の処方で膨疹の出現を完全に抑制できれば、しめたもの！
> 以後は、内服を継続して膨疹が出ない状態を保ちつつ、徐々に用量を減らしていく。うまくいくと、内服を中止しても膨疹が生じない状態を保つことが可能。

4 症状が持続する場合には、経口ステロイドの短期集中内服を併用する

図4 H₁受容体拮抗薬の構造式

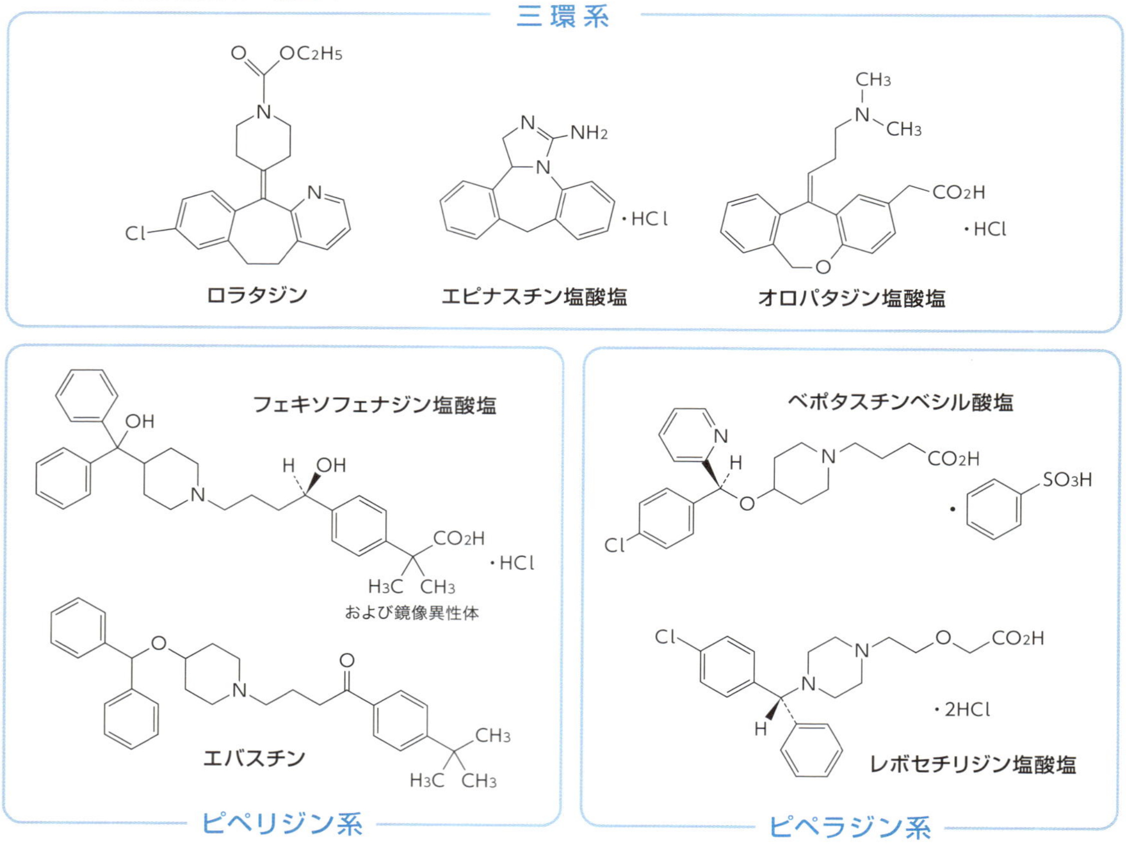

― 三 環 系 ―

ロラタジン　　エピナスチン塩酸塩　　オロパタジン塩酸塩

フェキソフェナジン塩酸塩
および鏡像異性体

エバスチン

― ピペリジン系 ―

ベポタスチンベシル酸塩

レボセチリジン塩酸塩

― ピペラジン系 ―

抗ヒスタミン薬の他剤への変更もしくは増量を指示しているが、筆者はむしろ表3の通り、H_2受容体拮抗薬（H_2拮抗薬）またはロイコトリエン受容体拮抗薬（抗ロイコトリエン薬）、もしくはその両者の併用を優先すべきではないかと考えている（ただし、両薬剤共に蕁麻疹に対する適応は有していない）。

その理由は、元来、ヒスタミン遊離活性の亢進は慢性蕁麻疹の約50％程度にしか認められないと考えられており[3]、H_1拮抗薬の内服だけでは膨疹の出現を完全には抑制できない慢性蕁麻疹症例が少なからず存在しているからである。

一方、皮膚に存在しているヒスタミン受容体のうちの約15％はH_2受容体である[4]。そのため、蕁麻疹患者に対してH_1拮抗薬とH_2拮抗薬を併用することは、H_1拮抗薬の単独投与に比べて、ヒスタミン誘発性の膨疹形成の抑制に関して、より高い有効性を示すと考え得る。

H_2拮抗薬の中では、とりわけラフチジン（プロテカジン他）の有効性が高いのではないかと考えられている。その根拠として、Ogawaらはラフチジンについて、（1）他のH_2拮抗薬と比べて作用時間が長い、（2）薬物代謝酵素チトクロームP450（CYP）に対する阻害活性に関連した薬物相互作用を有していない――などの利点を挙げている[5]。

一方、蕁麻疹の発症にはヒスタミン以外にもロイコトリエンなどの化学伝達物質が関与していると考えられており、難治例には抗ロイコトリエン薬の併用も考慮に値する。ただし、抗ロイコトリエン薬の単独投与は全く無効であり、Di Lorenzoらは、抗ヒスタミン薬に抗ロイコトリエン薬を加える併用療法は（1）アスピリンや食品添加物によって誘発される蕁麻疹患者、（2）自己血清皮内テスト陽性患者、（3）寒冷蕁麻疹患者、（4）遅延性圧蕁麻疹患者――に対して有効であるが、それ以外の慢性蕁麻疹患者では抗ヒスタミン薬の単独投与と比べて有意差は示されておらず、かつ有効性はモンテルカストナトリウム（シングレア、キプレス他）に限られる、と論じている[6]。

さらに、多くの論文を総括すると、慢性蕁麻疹のうちで、特に自己免疫的な機序の患者に対して、抗ヒスタミン薬と併用した場合に、抗ロイコトリエン薬は有効性が期待できるように思われる。

また、H_2拮抗薬および抗ロイコトリエン薬の併用と同時に、日本皮膚科学会の「蕁麻疹診療ガイドライン」で推奨されるH_1拮抗薬の他剤への変更または増量の施行も、考慮に値する。

図4に示す通り、H_1拮抗薬は三環系、ピペリジン系、ピペラジン系に大別される。エビデンスは存在していないものの、他剤に変更する場合には、異なった系統の薬剤へ変更する方が望ましいかもしれない。

症例3　症状が持続すればオマリズマブの使用を考慮

症例3は約1年前から連日、蕁麻疹が出現し、当院で抗ヒスタミン薬の倍量処方にH_2拮抗薬および抗ロイコトリエン薬を加えてもなお、蕁麻疹の出現が抑制

症例3

抗ヒスタミン薬倍量投与、H_2拮抗薬、抗ロイコトリエン薬を併用しても蕁麻疹の出現を抑制できない38歳男性

● 初回の処方

① 【般】オロパタジン塩酸塩錠 5mg
　　　　　　　　　　1回2錠（1日4錠）

　【般】ラフチジン錠 10mg
　　　　　　　　　　1回1錠（1日2錠）
　　　1日2回　朝夕食後　30日分

② 【般】モンテルカスト錠 10mg
　　　　　　　　　　1回1錠（1日1錠）
　　　1日1回　就寝前　30日分

⇒「初回の処方」に加えて、オマリズマブ（遺伝子組換え、商品名ゾレア）の注射を依頼する目的で、病院皮膚科へ紹介

できない38歳男性である。

そこで、病院の皮膚科へ紹介し、月に1度の頻度でオマリズマブ（遺伝子組換え、商品名ゾレア）300mgの注射の併用を開始したところ、2カ月後には蕁麻疹は完全に出現しなくなった。

蕁麻疹治療の権威であるKaplanは、2002年に「重症型の慢性蕁麻疹には、最大量のH_1拮抗薬とH_2拮抗薬の併用に抗ロイコトリエン薬を加えて、さらにステロイド内服（通常、プレドニゾロン換算量で20mg/日で開始）の隔日投与を併用し、2～3週ごとにステロイドの投与量を減量していく」という治療法を推奨していた[7]。

ところが、2012年になると、「抗ヒスタミン薬に抵抗する慢性蕁麻疹症例に対してH_2拮抗薬と抗ロイコトリエン薬を加えても治療効果は乏しい。このような場合に最も有効な薬剤はシクロスポリンおよびオマリズマブであり、シクロスポリンないしオマリズマブを用いた場合、治療に抵抗する蕁麻疹症例は5%未満である」と、あたかも前言撤回であるかのような見解を論じている[8]。

60ページ図3に示した、2011年に日本皮膚科学会が作成した「蕁麻疹診療ガイドライン」の特発性蕁麻疹に対する薬物治療手順では、抗ヒスタミン薬の他剤への変更ないし増量、および、H_2拮抗薬や抗ロイコトリエン薬などの補助薬の追加を行っても、なお蕁麻疹の症状が持続する難治症例に対しては、ステロイド内服および試行的治療としての免疫抑制薬（シクロスポリン）の投与を推奨している。

ただし、2017年に抗IgE抗体製剤であるオマリズマブが特発性の慢性蕁麻疹の適応を取得したことによって、現在では経口ステロイドや免疫抑制薬よりも優先して試みるべき治療法であると考えられている。

オマリズマブは、マウス抗ヒトIgEモノクローナル抗体をヒト化した免疫グロブリンG（IgG）であり、IgE上のFcεRI結合部位を標的として遊離IgEに結合することによって、IgEの高親和性並びに低親和性受容体への結合を阻害する薬剤である。遊離IgEに結合して血中および皮膚組織の遊離IgE濃度を低下させることで、特発性慢性蕁麻疹に対する有効性を示すと考えられている。

実際、通常の治療に抵抗性であった難治性蕁麻疹症例に対して、オマリズマブの注射を併用した結果、症状の緩和を認めたとの症例が数多く報告されている。

ただし、オマリズマブは生物学的製剤の一種であり、同剤の使用によって逆にアナフィラキシーを発症するリスクも存在している。そのため、日本皮膚科学会および日本アレルギー学会では、「蕁麻疹に対する本剤の使用は、皮膚科専門医またはアレルギー専門医が喘息およびアナフィラキシーに対応できる医療施設で使用すること」との条件を設けており、一般の開業医が使用することは困難である。

さらに、慢性蕁麻疹の全てにIgE抗体が関与しているわけではないにもかかわらず、抗IgE抗体であるオマリズマブがなぜ高い有効性を示すのか、との疑問点も挙げられている。従って、オマリズマブは今後の蕁麻疹治療に期待し得る薬剤ではあるものの、慢性蕁麻疹の適応を取得してから間もないため、今後さらに大規模な症例集積を行い、対象について検討していく必要があると思われる。

参考文献

1) 日本皮膚科学会「蕁麻疹診療ガイドライン」（2011）、日皮会誌 2011;121:1339-88.
2) MB Derma 2013;203:13-8.
3) J Dermatolog Treat.2009;20:194-7.
4) Charlesworth Curr Allergy Asthma Rep.2001;1:342-7.
5) J Dermatolog Treat.2013;24:463-5.
6) Clin Exp Dermatol.2006;31:327-34.
7) Curr Allergy Asthma Rep.2002;2:263-4.
8) Allergy Asthma Immunol Res.2012;4:326-31.

解説　蕁麻疹の処方の実際

帯状疱疹の基礎知識

渡辺 大輔（愛知医科大学皮膚科学講座教授）

帯状疱疹はありふれた病気であるが、様々な合併症や、後遺症である帯状疱疹後神経痛は、患者のQOLを著しく低下させる。治療の基本は抗ヘルペスウイルス薬の全身投与だが、痛みに対する治療や、ワクチンによる予防も重要である。

1. 病態

帯状疱疹は、ヘルペスウイルス属に属する水痘・帯状疱疹ウイルス（varicella-zoster virus：VZV）の再活性化による病態であり、片側の神経支配領域に一致した疼痛と、帯状に集まった小水疱を特徴とする（写真1）。

VZVはヘルペスウイルス科の2本鎖DNAウイルスで、初感染で水痘を発症させる。水痘の治癒後、ウイルスは皮膚から逆行性に知覚神経を移動し、知覚神経後根神経節に潜伏感染する。加齢や免疫低下などにより、VZVに対する特異的細胞性免疫が低下すると、VZVが神経節で再活性化し、神経線維束に沿って神経束を傷害しながら順行性に移動し、その神経支配領域に片側性の痛みと、皮膚に丘疹・小水疱が集まった病変を出現させる。

典型的な臨床経過は、ピリピリとした前駆症状（前駆痛）が数日続いた後に、同じ部位に浮腫性紅斑、紅暈を伴う小水疱、膿疱が帯状に出現し、痂皮化した後に治癒する（図1）[1]。

皮膚症状の改善とともに痛みも消失していくが、一部の症例では長期にわたって疼痛が残存する。帯状疱疹の発症から3カ月後以降も残存する痛みを、帯状疱疹後神経痛（postherpetic neuralgia：PHN）という。

帯状疱疹は皮膚だけの疾患ではない。表1に帯状疱疹の合併症について示す[2]。帯状疱疹の合併症には中枢神経系、血管系、末梢神経系、眼科系、耳鼻咽喉科系のものがある。合併症を疑った際には、原疾患である帯状疱疹の治療とともに、関連する他の診療科と連携して合併症の治療を行う必要がある。

例えば、頭頸部に発症した帯状疱疹で、耳介に発赤や腫脹、水疱を認める場合は、顔面神経麻痺を発症していなくてもラムゼイ・ハント症候群を疑う。

また、三叉神経第1枝領域である眼瞼周囲や前額部の帯状疱疹で、鼻背部もしくは鼻尖部などに皮疹を認める場合には、眼科的合併症の発症に留意する（ハッチンソンの法則）。結膜炎、角膜炎、虹彩毛様体炎、緑内障、強膜炎、眼筋麻痺などがみられ、重篤な場合は

写真1　帯状疱疹の臨床像

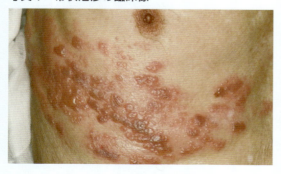

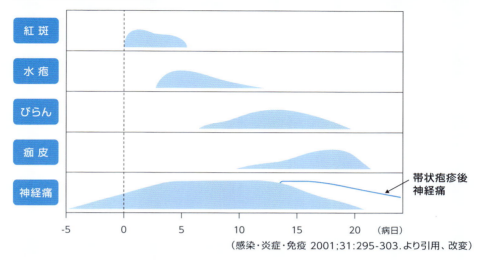

図1 帯状疱疹の臨床経過

（感染・炎症・免疫 2001;31:295-303.より引用、改変）

失明に至ることがある。

　帯状疱疹の合併症として最も頻度が高いのはPHNである。最近の日本の疫学調査では、外来で抗ウイルス薬治療を受けた患者の12.4％が90日後まで、4.0％が360日後まで疼痛が残存していた。高齢者、または初診時の皮疹や疼痛が重症の群では、疼痛残存率が上昇する傾向にあった。

　PHNにかかわらず、帯状疱疹の痛みは患者のQOLを低下させる。フランスで9038人の帯状疱疹患者（急性期痛8013人、PHN935人）を対象に、QOL評価の1つであるMOS SF-36（Medical Outcomes Study Short Form 36）を調査した結果、急性期痛、PHNとも様々な尺度でQOLの低下がみられたとの報告もある。

2. 疫学

　日本では年間約60万人が帯状疱疹を発症するといわれており、80歳以上では3人に1人が帯状疱疹経験者と推察される。帯状疱疹は高齢者に多い疾患であるが、日本皮膚科学会が行った皮膚科受診患者の多施設横断調査においても、55歳以上で患者数の著明

表1 帯状疱疹の主な合併症

中枢神経系
● 脳髄膜炎　● 脊髄炎

血管系
● 脳血管障害

末梢神経系
● 運動神経麻痺　● 帯状疱疹後神経痛（PHN）

眼科系
● 眼瞼結膜炎　● 角膜炎　● ぶどう膜炎
● 網膜炎

耳鼻咽喉科系
● 耳鳴り　● めまい　● 顔面神経麻痺

（J Am Acad Dermatol.2007;57:S130-5.より引用、改変）

な増加がみられた[3]。また、宮崎県での10年間にわたる大規模疫学調査では、帯状疱疹患者数は10年間で23％増加していた[4]。その要因として、50代以下での発症率がほとんど変わらない一方で、60歳以上での発症率の顕著な増加があるためと考えられる。

　2014年から我が国でも小児への水痘ワクチンの定期接種が始まり、水痘患児数は激減している。その

結果、水痘患児からのブースター効果が得られなくなることから、今後、帯状疱疹患者数はさらに増加する可能性があると考えられる。

3. 診断

典型的な症例は問診、視診および臨床経過で診断可能であるが、診断困難な非典型例や、また単純疱疹と帯状疱疹の鑑別が困難な場合などに、ウイルス学的な検査を行う場合がある。

ツァンク試験は、ウイルス感染した表皮角化細胞を検出する検査である。具体的には、カミソリ、ピンセットなどで水疱蓋を一部切除し、内側をスライドグラスにスタンプする。びらん面の場合は綿棒でびらんをこすり、スライドグラスに接触させる。自然乾燥、もしくはライターでごく軽くあぶって乾燥させ、メタノール固定、ギムザ染色を行う。ギムザ原液を用いれば数分で固定、染色が可能である。水洗後、顕微鏡で多核巨細胞の有無を観察する。

ツァンク試験は外来で簡便に実施でき、ヘルペス性の皮膚病変の確認には非常に力を発揮する。ただし、単純ヘルペスウイルス（HSV）感染症との鑑別はできない。鑑別が必要な場合は蛍光抗体法を行う。

蛍光抗体法は、ツァンク試験と同様に検体を採取した後、アセトン固定してウイルス抗原（HSV-1、2またはVZV）に対するFITC標識モノクローナル抗体を用いて染色し、蛍光顕微鏡でウイルス抗原陽性細胞を検出する。30分程度で診断可能であるが、検査の感度は約70％とあまり高くない。保険が適用できる。蛍光顕微鏡が無い場合は検査受託会社への外注が可能であるが、検査結果の報告までには2〜3日ほど必要である。

血清学的診断（抗体価測定）は、ウイルス感染症の診断によく用いられる検査であるが、帯状疱疹はVZVの再活性化による疾患であり、抗体価が陽性であっても、それは単に、過去に感染したことを証明するだけにすぎず、現在の感染を示すものではない。つま

り帯状疱疹においては、1回の抗体価測定のみで現在の感染を証明することは困難であるため、結果の解釈には注意を要する。

核酸増幅検査は、ウイルスDNAを増幅して検出することで感染を証明する方法であり、VZV感染症では水疱内容物、皮膚、または血液、唾液、髄液などからDNAを抽出し、PCRまたはリアルタイムPCR法を行う。検出感度、特異度とも高く、またリアルタイムPCR法はウイルスDNAを定量化できるため、診断的価値は高い。しかし検査施行にはDNA抽出のための器具や装置が必要であり、大学病院や検査受託会社など限られた場所でのみ施行可能である。

リアルタイムPCR法によるHSV、VZV核酸定量は、2016年より保険適用となったが、「免疫不全状態であって、単純疱疹ウイルス感染症または水痘・帯状疱疹ウイルス感染症が強く疑われる患者を対象としてリアルタイムPCR法により測定した場合に、一連として1回のみ算定できる」という算定要件がある。

2018年1月に、免疫クロマトグラフィー法によるVZV抗原の迅速検出キットが発売され、使用できるようになった。検体を採取し、キット内の検体抽出容器を用いて試料液を調製してから、テストカートリッジに滴下すると、5〜10分ほどで結果が分かる。リアルタイムPCR法に対する本キットの全体一致率は96.2％と高く、臨床診断に対する本キットの有病正診率、無病正診率、診断効率はそれぞれ85.0％、97.4％、91.1％と信頼度が高い。またHSVを含む他のヘルペスウイルス、細菌とも交差反応性はなく、特異度の高い検査といえる。

4. 治療方針

帯状疱疹の治療の目標は、大きく分けると（1）皮疹の治癒促進、（2）急性期痛のコントロール、（3）PHN発症の抑制、（4）合併症の管理──の4つが挙げられる（**図2**）。これらの治療目標を達成するためには、ウイルスの増殖抑制とともに疼痛管理が重要となる。

解説　帯状疱疹の基礎知識

図2　帯状疱疹の治療目標

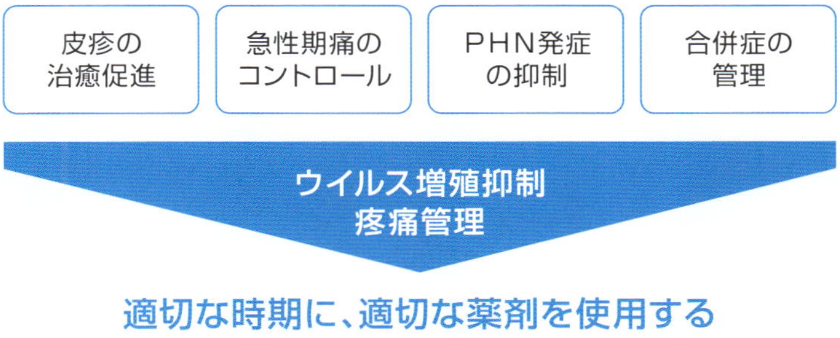

| 皮疹の治癒促進 | 急性期痛のコントロール | PHN発症の抑制 | 合併症の管理 |

**ウイルス増殖抑制
疼痛管理**

適切な時期に、適切な薬剤を使用する

　ウイルスの増殖抑制には抗ヘルペスウイルス薬が用いられるが、2017年9月に、既存薬と異なる新しい作用機序を持ったアメナメビル（商品名アメナリーフ）が使用可能になった。

　また疼痛管理には、鎮痛薬や神経ブロックなどを用いるが、PHNに対する薬物使用のガイドラインも整備されてきており、今後はガイドラインに基づく管理が推奨されると考えられる。

　予防に関しては、日本では2016年3月より帯状疱疹の発症予防のために水痘生ワクチンの使用が可能となっているが、2018年3月に新規サブユニットワクチンも承認されている。

　次ページからの「処方の実際」では、様々な帯状疱疹およびPHN症例に対する処方例を提示しつつ、薬剤選択のポイントを解説するとともに、帯状疱疹ワクチンの効果についても紹介したい。

参考文献

1）感染・炎症・免疫 2001;31:295-303.
2）J Am Acad Dermatol.2007;57:S130-5.
3）日皮会誌 2009;119:1795-809.
4）宮崎医会誌 2011;35:7-17.

医師が処方を決めるまで

帯状疱疹の処方の実際

渡辺 大輔（愛知医科大学皮膚科学講座教授）

- ▶ 軽症から中等症の帯状疱疹については、内服薬で十分治療可能
- ▶ 腎機能が不明な患者、特に高齢者では、腎機能に応じた調整が不要なアメナメビル（商品名アメナリーフ）が使いやすい
- ▶ 帯状疱疹後神経痛（PHN）には三環系抗うつ薬かプレガバリン（リリカ）を用い、軽減しない場合はオピオイドの使用を考慮する

症例1 腎機能が正常な軽症例には内服薬

症例1は48歳男性。3日前から右肩に痛みのある皮疹が現れ、皮膚科を受診した。既往歴は特記すべきことなし。会社の健康診断でも特に異常は指摘されていない。右C5～6領域にかけて丘疹、小水疱の集まりが認められ、一部痂皮化も始まっている（**写真2**）。

ツァンク試験でウイルス性巨細胞陽性。痛みはあるが、日常生活動作（ADL）障害や睡眠障害はない。軽症の帯状疱疹と診断し、抗ヘルペスウイルス薬のファムビル（一般名ファムシクロビル）の内服を処方し、鎮痛薬はロキソニン（ロキソプロフェンナトリウム水和物）の頓服とした。

一般的に、軽症から中等症の帯状疱疹については、内服薬で十分治療可能である。核酸アナログ製剤の中では、プロドラッグであるファムシクロビルまたはバラシクロビル塩酸塩（商品名バルトレックス他）、もしくはヘリカーゼ・プライマーゼ阻害薬であるアメナメビル（アメナリーフ）を選択する。鎮痛薬については、初期の疼痛であれば、アセトアミノフェンの頓服を選択することが多い。

写真2 症例1（48歳男性）

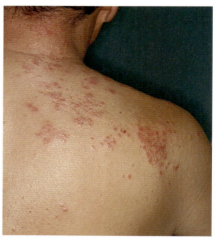

症例1

右肩に皮疹が現れた48歳男性

① ファムビル錠250mg 1回2錠（1日6錠）
　1日3回　朝昼夕食後　7日分
② ロキソニン錠60mg 1回1錠
　疼痛時　10回分

症例2 腎機能不明の高齢者にはアメナメビル

症例2は77歳の女性。7日前に右下腹部の痛みを感じ、その2日後に同じ場所に皮疹が出現したため、皮膚科を受診した。胃癌切除の既往あり。

右C9〜10領域に広範囲に水疱、嚢胞が認められる（**写真3**）。痛みのため、就寝中に目が覚めてしまうという。中等症から重症の帯状疱疹と診断した。初診時の腎機能は不明。

加齢により腎機能は低下する。70歳以上の高齢者では、推算糸球体濾過量（eGFR）の平均値が、若年の正常者と比べて50％程度まで低下しているとされる。バラシクロビルなどの核酸アナログ製剤は、腎排泄型の薬剤のため、腎機能に応じて適切に減量しないと、過量投与により急性腎障害や脳症といった副作用を起こす危険性がある。**表2**に、腎機能に応じた減量について示す。また一般に、高齢者は水分摂取量が低

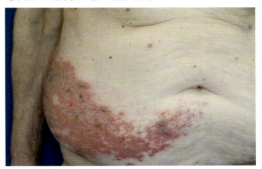

写真3　症例2（77歳女性）

症例2

痛みで目が覚めてしまう77歳女性

① アメナリーフ錠200mg
　　　　　　　　　1回2錠（1日2錠）
　　1日1回　朝食後　7日分

② カロナール錠500　1回1錠（1日4錠）
　　1日4回　朝昼夕食後、就寝前　7日分

表2　腎機能に応じた抗ヘルペスウイルス薬の用量（出典：各薬剤の添付文書）

クレアチニンクリアランス（mL/分）	バラシクロビル錠
≧50	1000mg、8時間ごと
30〜49	1000mg、12時間ごと
10〜29	1000mg、24時間ごと
<10	500mg、24時間ごと[※1]

クレアチニンクリアランス（mL/分）	ファムシクロビル錠
≧60	1回500mg、1日3回
40〜59	1回500mg、1日2回
20〜39	1回500mg、1日1回
<20	1回250mg、1日1回[※2]

クレアチニンクリアランス[※3]（mL/分/1.73m^2）	アシクロビル錠
>25	1回800mg、1日5回
10〜25	1回800mg、1日3回
<10	1回800mg、1日2回

※1　血液透析患者は、バラシクロビル250mgを24時間ごとに投与し、透析日は透析後に投与する
※2　血液透析患者は、ファムシクロビル250mgを透析直後に投与し、次回透析前に追加投与はしない
※3　ゾビラックス錠（一般名アシクロビル）の添付文書の記載通り

下しているため、抗ヘルペスウイルス薬を内服中は水分摂取を促した方がよい。

アメナリーフ（一般名アメナメビル）は、2017年7月に承認され、9月に発売された新規抗ヘルペスウイルス薬で、ヘリカーゼ・プライマーゼ阻害薬と呼ばれる。ヘリカーゼはウイルスの2本鎖DNAをほどいて2本の1本鎖にする酵素、プライマーゼはそれぞれの1本鎖となった鋳型DNAにDNA複製の起点となるRNAプライマーを合成する酵素で、アメナメビルはこれらを阻害するとされる。一方、バラシクロビルなど既存の核酸アナログ製剤は、DNA鎖の伸長を阻害する作用がある。つまり、アメナメビルは既存の核酸アナログ製剤よりも早い段階でウイルスDNAの複製を阻害することができる。

アメナリーフの特徴として、（1）1日1回投与で十分な抗ウイルス作用を発揮する、（2）既存の抗ヘルペスウイルス薬と作用機序が異なるため交差耐性を示さない、（3）主に胆汁から糞便に排泄されるため、腎機能に応じた用量調節の必要がない――という3点が挙げられる。そのため初診で腎機能が不明な患者、特に高齢者では使いやすい。

症例3 妊婦、授乳婦には相談の上で投薬を検討

症例3は、26歳の女性、妊娠13週。右顔面に生じた帯状疱疹。抗ヘルペスウイルス薬の投与の是非について開業医から照会された。

アシクロビル（商品名ゾビラックス他）は動物実験で、妊娠10日目のラットに、腎障害が生じる量（200mg/kg以上）を皮下投与したところ、胎仔頭部異常および胎仔に尾の異常が生じたことが確認されている。そのため添付文書上では、妊婦への抗ヘルペスウイルス薬の投与は、治療上の有益性が危険性を上回ると判断される場合にのみ投与することとなっている。また、授乳婦に対しても、投与中の授乳を避けさせることとなっている。

症例3

妊娠13週の26歳女性

① バルトレックス錠500　1回2錠（1日6錠）
　1日3回　朝昼夕食後　7日分
② カロナール錠500　1回1錠（1日4錠）
　1日4回　朝昼夕食後、就寝前　7日分

しかし2010年に、妊娠第1期のある時点で、アシクロビル、バラシクロビル、ファムシクロビルのいずれかの曝露を受けた患者1804件のうち、主要な先天性欠損症と診断されたのは2.2％だったのに対し、非曝露の妊娠群では2.4％であり、妊娠第1期における抗ヘルペスウイルス薬曝露と先天性欠損症の有意な関連はなかったと報告されている[1]。

また、授乳婦にアシクロビル4000mg/日、バラシクロビル1000mg/日を内服させ、母乳中のアシクロビル濃度を測定した研究では、母乳から乳児が摂取するアシクロビルの量は実臨床で使用される量の2％以下だった[2]。従って、乳児への影響は無視できると考えられる。

アメナメビルに関しては、妊婦、授乳婦についての報告がなく、安全性は今のところ確立されていない。

以上を踏まえ、妊婦、授乳婦に抗ヘルペスウイルス薬を投与する必要性が高い場合は、患者とよく相談の上、薬の使用を検討する。症例3は、患者と相談した上で、バルトレックス（一般名バラシクロビル塩酸塩）とカロナール（アセトアミノフェン）を処方した。

症例4 帯状疱疹後神経痛は抗うつ薬かプレガバリンから

症例4は78歳女性。4カ月前に三叉神経第1枝領域の帯状疱疹に罹患。近医で抗ヘルペスウイルス薬、アセトアミノフェンによる治療を受けたが、疼痛が持続するため当科に紹介された。痛みは電気が走るような

発作が1日に数十回あり、夜間の睡眠も不十分であるという。帯状疱疹後神経痛（PHN）と診断した。

PHNに対しては三環系抗うつ薬、鎮痛補助薬の内服がエビデンスも高く、治療の中心となる。

三環系抗うつ薬のアミトリプチリン塩酸塩（商品名トリプタノール他）とノルトリプチリン塩酸塩（ノリトレン）を処方する場合、10mg/日の少量から始め、疼痛の軽減がみられるまで漸増するが、口腔内乾燥、眠気、鎮静、起立性低血圧、便秘、排尿困難などの副作用に注意する。高齢者では抗コリン作用の少ないノルトリプチリンが推奨される。鎮痛補助薬のプレガバリン（リリカ）も、ふらつき、眠気、悪心などの副作用を防ぐために少量から始め、効果と副作用のバランスをみながら漸増する。プレガバリンは腎排泄型の薬剤であるため、腎機能低下患者では減量が必要である。

これらの薬でPHNが軽減しない場合、オピオイドの使用を考慮する。弱オピオイドのトラマドール塩酸塩（トラマール、ワントラム）と、アセトアミノフェンの合

症例4

帯状疱疹後神経痛が持続する78歳女性

リリカカプセル 25mg

1回1カプセル（1日1カプセル）

1日1回　就寝前　4日分

剤であるトラムセット配合錠は、PHNを含む慢性疼痛に対して使用可能である。嘔吐、ふらつき、便秘、皮膚瘙痒感などの副作用が出現するため、副作用に対する対症療法を併用しながら、少量から使用していく。

なお、強オピオイドの使用を考慮する場合は副作用や依存性も強いため、疼痛専門医に依頼すべきである。表3に日本ペインクリニック学会による神経障害性疼痛における薬物療法のアルゴリズムを示す[3]。症例4は高齢のため、リリカを25mg/日から始め、効果や副作用を確認しつつ漸増する予定である。

表3　神経障害性疼痛における薬物療法のアルゴリズム

第一選択薬

- Ca^{2+} チャネル $\alpha\delta$ リガンド
  （プレガバリン、ガバペンチン）
- セロトニン・ノルアドレナリン再取り込み阻害薬（SNRI）
  （デュロキセチン塩酸塩）
- 三環系抗うつ薬
  （アミトリプチリン塩酸塩、ノルトリプチリン塩酸塩、イミプラミン塩酸塩）

第二選択薬

- ワクシニアウイルス接種家兎炎症皮膚抽出液
- トラマドール塩酸塩

第三選択薬

- オピオイド鎮痛薬
  （フェンタニル、モルヒネ、オキシコドン、ブプレノルフィンなど）

（日本ペインクリニック学会「神経障害性疼痛薬物療法ガイドライン 改訂第2版」より引用、改変）

症例 5 汎発性帯状疱疹は入院し感染対策を

症例5は66歳男性。糖尿病教育入院中に、左頸部から肩にかけて痛みを伴う小水疱の集まりが現れた。その後、胸部、背部にも小水疱が散らばって出現し、痛みも強くなった（**写真4**）。身長160cm、体重68kg、血圧187/103mmHg、脈拍72/分、整。既往歴、家族歴に特記すべきことはない。本症例は、糖尿病患者に生じた汎発性帯状疱疹と診断した。

血液疾患患者や免疫抑制患者、糖尿病患者などで帯状疱疹が発症すると、支配神経領域以外にも小水疱が多発する、汎発性帯状疱疹の臨床像を取ることがある。また、免疫抑制患者では、個々の皮疹が大きくなり、血疱、潰瘍化して痂皮化までに時間がかかることがある（**写真5**）。

このような症例では、PHN発症リスクも高まるため、入院による点滴加療を考慮する。具体的には、（1）免疫低下の基礎疾患を伴う（汎発性、複発性帯状疱疹など）、（2）重症の皮疹や高度の疼痛があるなどPHN発症リスクが高い、（3）三叉神経第1枝領域の帯状疱疹、（4）運動神経麻痺を伴う（ラムゼイ・ハント症候群、性器周辺の帯状疱疹による尿閉など）、（5）発熱、頭痛、悪心、嘔吐など中枢神経合併症を疑う――などの症例では、入院が必要である。

症例5　汎発性帯状疱疹が生じた66歳男性

① ゾビラックス点滴静注用 250
　1回1バイアル（1日3バイアル）
　1日3回、8時間ごと、1時間以上かけて
　点滴静注　7日分
② カロナール錠 500　1回1錠（1日4錠）
　1日4回　朝昼夕食後、就寝前　7日分

症例5はゾビラックス（一般名アシクロビル）の点滴静注を行い、鎮痛薬としてカロナールの内服を処方した。

入院時の感染対策としては、通常の帯状疱疹では、接触感染予防策を取ればよく、個室管理の必要はない。患部をガーゼや被覆材などで覆い、伝播を防ぐ。

一方、汎発性帯状疱疹ではウイルス血症を起こしており、水疱の数も多いため、破れた水疱からのウイルス排出が問題となる。そのため空気感染予防策を取る必要がある。具体的には、個室管理の上、部屋の戸は閉めておく。部屋は陰圧にし、HEPAフィルターの使用が望ましい。また、免疫抑制患者の近くの部屋に配置しないようにする。特に、血液内科病棟など、免疫抑制患者が多数入院している病棟で発症者が出た場合、その後の水痘患者の出現の可能性に注意する。

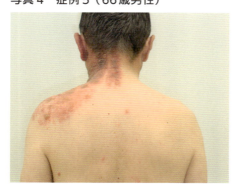

写真4　症例5（66歳男性）

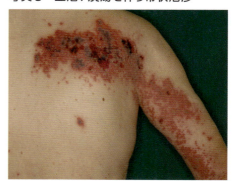

写真5　血疱、潰瘍を伴う帯状疱疹

解説　帯状疱疹の処方の実際

症例 6 帯状疱疹ワクチンは接種不適当者に注意

症例6は83歳女性。最近、配偶者が帯状疱疹に罹患し、PHN治療中。本人は帯状疱疹の既往はないが水痘の感染歴はあり、帯状疱疹ワクチンの話を聞いて、接種希望で受診した。

帯状疱疹は、細胞性免疫の低下に伴いウイルスが再活性化することで発症すると考えられている。そのためワクチン接種により、帯状疱疹ウイルス特異的細胞性免疫を賦活化させることが発症予防につながる。

米国で実施された臨床試験では、ワクチン接種により帯状疱疹の発症率が減少するとともに、PHNの残存率や重症化を防ぐことが報告された。米国では2006年5月より免疫能正常な60歳以上を対象として帯状疱疹ワクチン（商品名ZOSTAVAX、日本未発売）の接種が推奨されていたが、2011年3月からはその年齢が50歳以上に引き下げられている。

日本では、乾燥弱毒生水痘ワクチン「ビケン」が、ZOSTAVAXと本質的に同じワクチンであることに基づき、「50歳以上の者に対する帯状疱疹予防」の効能追加が2016年3月に認められた。

現状の帯状疱疹予防ワクチンの問題点としては、効果の持続期間が短いことと、接種不適当者の存在（表4）が挙げられる。

臨床試験後の長期追跡調査により、ZOSTAVAXのワクチン効果は8年、疾病負荷に対する効果は10年で、統計学的に有意な効果が消失することが判明している。

また生ワクチンのため、（1）妊婦、（2）非寛解状態の血液がん患者、（3）造血幹細胞移植後の患者、（4）固形癌で3カ月以内に化学療法施行の患者、（5）免疫抑制療法施行中の患者、（6）HIV感染患者——など、帯状疱疹発症リスクが高く、ワクチン接種が必要と思われる人でも禁忌となっている。

症例6はいずれにも該当しなかったため、希望通り

表4　帯状疱疹ワクチンの接種不適当者

1. 明らかな発熱を呈している
2. 重篤な急性疾患にかかっている
3. 本剤の成分によってアナフィラキシーを呈したことがある
4. 明らかに免疫機能に異常のある疾患を有する、免疫抑制を来す治療を受けている
5. 妊娠している
6. 上記に掲げる者のほか、予防接種を行うことが不適当な状態にある

（出典：乾燥弱毒生水痘ワクチン「ビケン」の添付文書）

ワクチン接種を実施した。

今後はハイリスク患者へのワクチン接種や長期有効性、安全性の検証などが課題として挙げられるが、2017年秋には免疫抑制患者にも接種可能なサブユニットワクチンが米国、カナダで承認され、我が国でも2018年3月に製造販売が承認された（シングリックス筋注用）。知見の集積が待たれる。

参考文献

1）JAMA.2010;304:859-66.
2）Am J Obstet Gynecol.2002;186:100-2.
3）日本ペインクリニック学会「神経障害性疼痛薬物療法ガイドライン 改訂第2版」（真興交易医書出版部、2016）

日経DIクイズ　皮膚疾患篇　075

乾癬の基礎知識

馬渕 智生（東海大学医学部専門診療学系皮膚科学教授）

乾癬は炎症性角化症に分類される皮膚疾患である。疾患の認知度は低く、「かんせん」という病名から「感染」あるいは「疥癬（かいせん）」と誤解されることが多いが、感染症ではない。外見上の問題や治療への抵抗性から、患者の生活の質（QOL）は想像以上に侵害されている。難治ではあるが長期軽快もまれではなく、根気強く治療を続けることが大切である。

1. 疫学

日本乾癬学会では、1982年から毎年、全国の登録医療機関の新規受診乾癬患者情報を集計、登録している[1]。男女比は2：1で男性に多く、20～30代、50～60代の二峰性で好発する。家族内発症頻度は約6％である[1]。登録患者数の累計は5万人を超えているが、日本の実際の患者数は50万人を超えるとも報告されている[2]。

2. 病型分類と臨床症状

乾癬は（1）尋常性乾癬、（2）乾癬性紅皮症、（3）関節症性乾癬、（4）滴状乾癬、（5）膿疱性乾癬——に分類される。

尋常性乾癬は、厚い鱗屑（かさぶた）が付いた紅斑局面（盛り上がった赤み）が、肘頭、膝蓋、被髪頭部などの外的刺激を受けやすい部位を中心に全身に多発する（**写真1**）。乾癬全体の8割以上を占め、単に乾癬と表記されるときは尋常性乾癬を指す。約半数に痒みがみられるほか、爪症状（**写真2**）を伴うこともある。乾癬の皮疹が全身に広がると、乾癬性紅皮症となる。

関節症性乾癬は、乾癬の皮膚症状に加えて痛みや

写真1　尋常性乾癬の皮膚症状

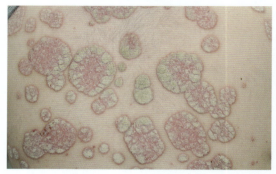

典型的な尋常性乾癬の皮疹。厚い鱗屑（かさぶた）が付いた紅斑局面（盛り上がった赤み）が生じる。

写真2　尋常性乾癬の爪症状

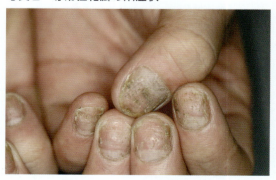

点状陥凹、爪甲白濁、爪床角質増殖などが見られる。

解説　乾癬の基礎知識

写真3　関節症性乾癬の関節症状

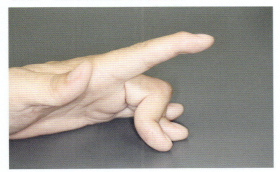

関節症状と皮疹の重症度とは必ずしも相関しない。進行した関節変形は不可逆性のため、進行させないことが重要。

腫れなどの関節症状（乾癬性関節炎）を伴い、日本では乾癬全体の約10％と報告されている[3]。関節症状は指趾に生じることが多いが、腰部、頸部などの大関節やアキレス腱などの付着部に炎症が生じることもある。60〜70％は皮膚症状が先に、20〜30％は関節症状が先に、10％は同時期に出現する[3]。関節症状が進行すると不可逆性に変形してしまう（**写真3**）。

滴状乾癬は小型の乾癬皮疹が散在する型で、若年者が上気道感染後に発症することが多い。

膿疱性乾癬は急激な発熱とともに全身の皮膚が潮紅し、無菌性膿疱が多発するまれな疾患であり、厚生労働省から難病指定を受けている。

3. 病因

乾癬は、遺伝的要因に環境要因が加わって発症する多因子性疾患である（**図1**）。

乾癬の遺伝性は、比較的弱い効果を持つ複数の遺伝子が、家系を通して個体に集積されることによって発症する非メンデル遺伝性である。複数の遺伝子が少しずつ発症に関与し、個体によって保有する遺伝子の組み合わせが異なる上に、その発症には、肥満、喫煙、感染症などの環境因子が複雑に絡み合っている。

ヒト白血球型抗原（human leukocyte antigen：

図1　乾癬の発症および悪化要因

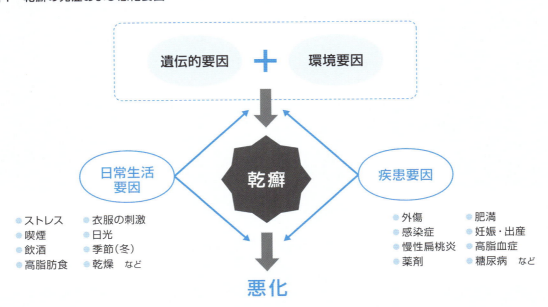

HLA）の1つであるHLA-C*06:02（HLA-Cw6）と乾癬発症が強い相関を持つという報告のほか、ゲノムワイドな遺伝的相関解析（genome-wide association study：GWAS）により複数の原因遺伝子が報告されているが、真の原因遺伝子同定には至っていない[4]。

4. 病態

　乾癬の病変部では、樹状細胞、リンパ球、表皮細胞が種々のサイトカイン、ケモカインを産生することによって、その病態が形成、維持されている[5]。

　Th1細胞のほか、活性化したマクロファージや樹状細胞から腫瘍壊死因子（TNF）αが産生され、細胞接着分子の発現やアポトーシスの誘導、炎症性サイトカインの誘導に関与しているとされる。また、インターロイキン（IL）-23刺激によってTh17細胞などから産生・分泌されたIL-17がケモカイン、炎症因子を惹起することで、IL-22が表皮の分化異常を惹起し、表皮肥厚を促進することで、乾癬の病態が形成されている場合もある。

5. 併存疾患と予後

　乾癬患者では、肥満、高血圧、高脂血症、糖尿病、高尿酸血症、すなわちメタボリック症候群の合併が多い。日本では乾癬患者数が増加しているが、食生活の欧米化による高カロリー食、高脂肪食との関連が疑われている。

　予後は軽快、増悪を繰り返しながら慢性に経過することが多いが、長期治癒、自然消失もまれではないとされている。しかしながら、不可逆性の関節変形に至る関節症状、心血管系イベント、脂質異常などを合併することがあり、近年では、生命予後にも影響を及ぼす全身性炎症性疾患とも捉えられている。

参考文献

1）J Dermatol.2018;45:293-301.
2）臨床医薬 2014;30:279-85.
3）J Dermatol.2016;43:1193-6.
4）J Dermatol.2012;39:231-41.
5）J Dermatol Sci.2012;65:4-11.

解説　乾癬の処方の実際

医師が処方を決めるまで

乾癬の処方の実際

馬渕 智生（東海大学医学部専門診療学系皮膚科学教授）

Point
- ▶ 乾癬治療の基本は外用療法である
- ▶ 中等症以降は内服療法、光線療法などの全身療法を併用する
- ▶ 重症例や関節症状を伴う症例は生物学的製剤治療の適応となる

症例 1　尋常性乾癬治療の基本は外用療法

　症例1は35歳男性。半年前に肘頭部に皮疹が出現し、被髪頭部や腰部、下腿にも広がってきた。尋常性乾癬と診断後、活性型ビタミンD₃外用薬による治療を開始した。

　乾癬治療の基本は、ステロイド外用薬と活性型ビタミンD₃外用薬を主体とする外用療法である。皮膚科医はそれぞれの長所と短所（80ページ表1）を考慮しながら、組み合わせて処方する。

　活性型ビタミンD₃外用薬は、日本から世界に向けて発信された乾癬治療外用薬であり、近年では乾癬治療の第一選択薬となっている。日本では、単剤であるカルシポトリオール（商品名ドボネックス）、マキサカルシトール（オキサロール他）、タカルシトール水和物（ボンアルファ他）のほか、ステロイド外用薬との配合剤が尋常性乾癬の治療に使われている。

　基剤の選択では、被髪頭部には軟膏基剤は外用しにくいため、ローションを処方することが多い。ローションは頭部以外にも使用でき、患者が多忙な朝はローション、比較的時間に余裕を持てる夜は軟膏を使うこともあるほか、サラサラとした使用感を好む患者には

症例1

尋常性乾癬の35歳男性

① ドボネックス軟膏 50μg/g　30g
　　1日2回　顔以外の皮疹に塗布

② オキサロールローション 25μg/g　20g
　　1日2回　顔や頭の皮疹に塗布

ローションのみを使うこともある。

　活性型ビタミンD₃は表皮細胞に対する強い増殖抑制作用を持ち、この作用が乾癬の病態改善に役立つと考えられている[1]。活性型ビタミンD₃は小腸におけるカルシウム吸収や、腎臓からのカルシウム再吸収を促進する。乾癬の患者が活性型ビタミンD₃製剤を用いる際には、皮膚からの吸収を考慮し、高カルシウム血症が発現しないよう血中カルシウム濃度をモニタリングする必要がある。特に、腎機能が低下している患者では高カルシウム血症のリスクが高まるため、注意が必要である。

　腎機能障害などで活性型ビタミンD₃外用薬を使用できない症例や、痒みを伴う症例では、ステロイドを選択する。ステロイド外用薬は各種剤形がそろっている

表1　ステロイド外用薬と活性型ビタミンD₃外用薬の比較（筆者まとめ）

	ステロイド外用薬	活性型ビタミンD₃外用薬
効果発現	速い	遅い
寛解維持	短い	長い
主な副作用	毛細血管拡張 皮膚萎縮 慣れ（効果の低下など） 副腎機能抑制	刺激感 高カルシウム血症
剤形の選択肢	多い	少ない
薬価	安い	比較的高い

尋常性乾癬の治療の中核となる外用薬は大きく2種類に分類できる。患者の体調や社会・経済的状況も考慮して薬剤が選ばれている。

が、2017年には頭部の乾癬治療薬としてステロイド配合のコムクロシャンプー（一般名クロベタゾールプロピオン酸エステル）が承認され、外用治療の選択肢が広がった。

　ステロイドは活性型ビタミンD₃よりも早期に治療効果を得られるため、患者、医師ともにステロイド、とりわけvery strongクラスやstrongestクラスのステロイドを使用しがちである。しかし、毛細血管拡張、皮膚萎縮、斑状紫斑などの副作用が生じるため、長期連用は避けなければならない。

症例 2　単剤で全快しない例には配合剤を処方

　症例2は30歳女性。20代で尋常性乾癬を発症し、これまで活性型ビタミンD₃外用薬を主体とした治療を行ってきた。大部分の皮膚症状は改善したが、下腿の紅斑局面1カ所が治らず残存していたため、ステロイドと活性型ビタミンD₃の配合剤を処方することにした。

　ステロイド外用薬と活性型ビタミンD₃外用薬を併用することで、それぞれの単独療法よりも高い治療効果を得られることが明らかになっている。これまでは重ね塗り、朝／夕塗り分け、平日／週末塗り分け、混合など、両者の併用方法について様々な工夫がなされてきたが、配合剤が発売された現在では、配合剤を使用することが多くなった。

　なおステロイド外用薬と活性型ビタミンD₃外用薬を混合調剤することもある。皮膚科医は、製薬会社が施行した混和性、外観、pH、各薬剤の残存率といった配合変化試験の結果を参考にして、混合する薬剤の組み合わせを選択している。しかし、製剤の混合には手

症例 2

活性型ビタミンD₃外用薬で尋常性乾癬が全快しない30歳女性

ドボベット軟膏　15g
　　　1日1回　難治性の皮疹に塗布

間がかかり、薬剤安定性の面でも不安が残る。また、後述のように外用薬の混合調剤に適していない後発医薬品もある。

2018年5月現在、ステロイドと活性型ビタミンD_3の配合剤としては、ドボベット（一般名ベタメタゾンジプロピオン酸エステル・カルシポトリオール水和物）と、マーデュオックス（ベタメタゾン酪酸エステルプロピオン酸エステル・マキサカルシトール）の2種類が発売されている。有効成分が化学的に安定した製剤であることに加え、速やかな効果発現と1日1回外用という利便性から、患者のアドヒアランス向上が期待できる。

ただし長期使用に当たっては、very strongクラスのステロイドを含む軟膏であることを認識しながら使用しなければならない。

症例3 中等症以降では全身療法を検討する

症例3は会社員の30歳男性。20代で尋常性乾癬を発症し、これまで外用薬で治療してきたが、徐々に悪化し、皮疹の総面積が全身の10％を超えるようになった。痒みを伴っているが、合併症はない。身長175cm、体重70kg。

乾癬の重症度は、臨床医の評価のほか、乾癬の面積と重症度の指標であるPASI（psoriasis area and severity index）や、病変面積BSA（body surface area）、QOL評価ツールを用いて評価する。

PASIは、皮膚症状を紅斑（赤み）、浸潤（盛り上がり）、鱗屑（かさぶた）の程度と病変面積をスコア化したもの、BSAは病変面積（％）を数値化したものである。皮膚疾患患者のQOL評価ツールは幾つか提唱されているが、乾癬ではDLQI（dermatology life quality index）が用いられることが多い。

また、尋常性乾癬の重症度評価の指標の1つとして「10の法則」が提唱されている[2]。この法則では、病変面積（BSA）が10％以上、PASIスコアが10以上、

症例3

尋常性乾癬の病変面積が全身の10％超になった30歳男性

ネオーラル50mgカプセル
　　　　　　　　1回3カプセル（1日3カプセル）
　1日1回　朝食前　14日分

DLQIが10以上のいずれかを満たす症例は重症と評価し、積極的な治療を考慮することが推奨されている。

症例3では、BSAが全身の10％を超えたことから、内服療法や光線療法などの全身療法を行うことにした。内服療法で用いる薬剤には、エトレチナート（商品名チガソン）、シクロスポリン（サンディミュン、ネオーラル他）、アプレミラスト（オテズラ）がある。

ビタミンA誘導体であるエトレチナートには催奇形性があり、女性患者が服用する際は使用中および中止後少なくとも2年間は避妊する必要がある。男性でも中止後6カ月間は避妊することになっている。この患者は30歳男性ということで、パートナーが妊娠する可能性がある年代であるため、エトレチナートは選択しなかった。

また光線療法は、週2～3回の通院が必要となるが、多忙で頻回の通院が難しいという理由で実施できなかった。

朝食前にネオーラルを服用

今回処方したネオーラル（一般名シクロスポリン）は、添付文書では、服用開始時は1日量5.0mg/kg/日を1日2回に分けて服用し、効果が見られれば漸減して3.0mg/kg/日を1日2回に分けて服用するとされている。

しかしながら、夜よりも朝、食後よりも空腹時の方が効率的に吸収され、血中薬物濃度も安定するというネオーラルの特徴を考慮し、治療効果を保ちつつ用量を減らし、副作用軽減、医療費抑制を図るため、低用量、

1日1回、朝食前内服とすることがある[3]。そのほか、隔日内服や間欠内服を指示することもある。

ネオーラルは、シクロスポリンをマイクロエマルジョン化することで生体内の薬物動態を安定化させた製剤であるが、製造特許権存続期間中のため、後発品ではこれらの技術を使用できない。すなわち、シクロスポリンの後発品の多くは、改良前のシクロスポリン製剤であるサンディミュンの後発品ということになり、薬物動態がネオーラルとは異なっているため、低用量、1日1回、朝食前内服は適さないことに注意する[4]。

ただし、副作用として胃部不快感などの消化器症状が生じた場合は、食後服用に変更している。また、乾癬患者の約半数に痒みがみられるが、ネオーラルには止痒効果も期待できる。なお、症例3では外用薬を併用していないが、シクロスポリン服用中でも、ステロイド外用薬、活性型ビタミンD₃外用薬はともに併用可能である。

オテズラは副作用軽減のため漸増する

症例3にはネオーラルを処方したが、2017年3月に発売されたオテズラ（一般名アプレミラスト）の処方も可能である。オテズラは、日本では約25年ぶりの新規乾癬治療内服薬であり、（1）ステロイド外用薬などで十分な効果が得られず、皮疹が体表面積の10%以上に及ぶ、（2）難治性の皮疹または関節症状を有する――のいずれかを満たす尋常性乾癬または関節症性乾癬患者に投与することができる。

同薬は安全性が高いとされ、内服開始前後、内服中の定期検査が必要とされていないため、病院のほかクリニックでも処方しやすい薬剤となっている。

主な副作用は下痢、悪心などの消化器症状と頭痛であるが、開始初期に生じやすく、副作用を軽減するため2週間かけて漸増していく必要がある。スターターパックが用意されているので、患者には指示通り服用するよう指導する。

副作用が強い症例では、整腸菌製剤や止瀉薬、消炎鎮痛薬などを併用するが、市販薬で対応できることも多い。外用薬の併用制限はない。

そのほか、胚胎児毒性の可能性があるため、妊娠中や妊娠の可能性がある女性への投与は禁忌となっている。また重度の腎機能障害患者（クレアチニンクリアランス30mL/分未満）では減量を検討する。

症例 4 高齢者では腎機能に影響しない薬剤を選択

症例4は70歳男性。40代で尋常性乾癬を発症し、これまで外用薬で治療してきたが、徐々に悪化し、皮疹の総面積が全身の10%を超えるようになった。合併症はない。

この症例も全身療法（内服療法や光線療法）の適応と判断した。挙児希望がないことを確認し、チガソン（一般名エトレチナート）を選択した。

シクロスポリンの副作用に血圧上昇、腎機能障害がある。高齢者では生理的に腎機能が低下しており、また、高血圧を合併している症例も多いため、シクロスポリンよりもエトレチナートを選択することが多い。

エトレチナートは、皮疹の改善と、口唇炎や皮膚の菲薄化（皮膚が薄くなり弾力がなくなっていくこと）といった副作用を指標に漸減していく。皮膚が薄くなる

症例 4

尋常性乾癬を外用薬で治療してきたが、徐々に悪化した70歳男性

① チガソンカプセル10
　　　　　　1回1カプセル（1日3カプセル）
　　1日3回　朝昼夕食後　14日分
② アンテベート軟膏0.05%　50g
　　1日2回　顔・頭部以外の皮疹に塗布
③ アンテベートローション0.05%　30mL
　　1日2回　頭部の皮疹に塗布
④ キンダベート軟膏0.05%　5g
　　1日2回　顔の皮疹に塗布

と、外用薬の吸収量が増える。特に活性型ビタミンD₃外用薬との併用では、高カルシウム血症を引き起こす危険性が高くなるので、血中カルシウム濃度を定期的に確認しながら、慎重に併用する必要がある。

症例 5 自己注射による生物学的製剤治療

症例5は40歳男性。20代で尋常性乾癬を発症し、この数年間は外用薬と内服薬を併用して治療している。症状は改善しているが、被髪頭部や下肢を中心に、難治な皮膚症状が残存している。半年ほど前から指の関節が腫れ、痛みが強くなってきた。内服治療が効果不十分であること、関節症状が出現してきたことから、生物学的製剤治療の適応と判断した。

内服・光線療法を実施しても十分な効果が得られない難治性の重症尋常性乾癬や、関節の痛みが激しい関節症性乾癬の患者の治療には、抗TNFα抗体のインフリキシマブ（商品名レミケード）やアダリムマブ（ヒュミラ）、抗IL-12/23p40抗体のウステキヌマブ（ステラーラ）などの生物学的製剤が用いられる。2018年6月現在、日本では7製剤を乾癬治療に使用することができる（84ページ**表2**）。うち4製剤で、在宅自己注射が認められている。ただし、生物学的製剤は高価であり、感染リスクの増大などの副作用があることから、患者ごとに投与の必要性を慎重に見極めなければならない。

症例5はスクリーニング検査で結核やB型肝炎などの合併症がないことを確認し、アダリムマブ皮下注射製剤での治療を開始した。外来で十分に時間をかけて自己注射指導し、数回の自己注射で手技に問題がないことを確認した後、在宅自己注射を開始した。使用済み注射器は医療廃棄物であるため、次回外来受診時に持参するよう指導している。

後発品の落とし穴に注意

後発品とは、先発医薬品の特許期間終了後に、先発品と品質・有効性・安全性が同等として厚生労働大臣が製造販売を承認した医薬品である。一般的に開発費用が安く抑えられることから、先発品に比べて薬価が低くなっている。

厚生労働省は、患者負担の軽減や医療保険財政の改善の観点から後発品の普及を図っているが、後発品は、製品によっては有効成分以外の添加剤などが、先発品と異なっている場合がある。また製造方法も違う場合があり、先発品と全く同一というわけではない。

例えば活性型ビタミンD₃外用薬とステロイド外用薬の混合調剤では、ステロイド外用薬を後発品に切り替える際に、クエン酸含有製剤やpHが低い酸性製剤を選択してしまうと、活性型ビタミンD₃が分解され、治療効果が減弱してしまう[5]。

また、前述した通り、免疫抑制薬シクロスポリンの後発品は、先発品のネオーラルに比べ、生体内での吸収が悪く、治療効果が劣る可能性がある[4]。後発品へ安易に切り替えないよう注意してほしい。

乾癬治療を理解し患者への説明に配慮を

乾癬は顔面や手、爪などの露出部にも皮疹が出現し、頭部からの落屑はふけのように見えるために、目立つ疾患である。しかし、世間一般での認知度は低く、誤解や偏見を受けやすい疾患でもある。本稿が乾癬という疾患を正しく理解するための一助になれば幸いである。

また、皮膚疾患、特に尋常性乾癬や関節症性乾癬の治療では、添付文書とは異なる治療方法を実施することがある。患者への説明など薬局での業務において混乱のないよう、参考にしてほしい。

表2　日本で乾癬治療に使用可能な生物学的製剤（筆者まとめ、2018年6月30日現在）

	抗TNFα抗体		抗IL-12/23p40抗体	抗IL-23p19抗体	抗IL-17A抗体		抗IL-17RA抗体
一般名	インフリキシマブ	アダリムマブ	ウステキヌマブ	グセルクマブ	セクキヌマブ	イキセキズマブ	ブロダルマブ
先発品名	レミケード	ヒュミラ	ステラーラ	トレムフィア	コセンティクス	トルツ	ルミセフ
構造	キメラ型	完全ヒト型	完全ヒト型	ヒト化型	完全ヒト型	ヒト化型	完全ヒト型
対象疾患	尋常性乾癬 関節症性乾癬 膿疱性乾癬 乾癬性紅皮症	尋常性乾癬 関節症性乾癬 膿疱性乾癬	尋常性乾癬 関節症性乾癬	尋常性乾癬 関節症性乾癬 膿疱性乾癬 乾癬性紅皮症	尋常性乾癬 関節症性乾癬 膿疱性乾癬	尋常性乾癬 関節症性乾癬 膿疱性乾癬 乾癬性紅皮症	尋常性乾癬 関節症性乾癬 膿疱性乾癬 乾癬性紅皮症
投与経路・用量	点滴静注 5mg/kg	皮下注 40mg または80mg	皮下注 45mg または90mg	皮下注100mg	皮下注300mg または150mg	皮下注80mg	皮下注210mg
導入療法	0、2、6週	初回 80mg	0、4週	0、4週	0、1、2、3、4週	初回160mg 12週までは 隔週80mg	0、1、2週
維持療法	8週ごと 5mg/kg	2週ごと 40mg	12週ごと 45mg	8週ごと 100mg	4週ごと 300mg	4週ごと 80mg	2週ごと 210mg
増量・減量	10mg/kgに増量可、4週ごとまで短縮可（6mg/kgまで）	80mgに増量可	90mgに増量可	不可	体重60kg以下は1回150mgを考慮	不可	不可
自己注射	不可	可	不可	不可	可	可	可

参考文献

1）J Dermatol Sci.2003;31:21-8.
2）Br J Dermatol.2005;152:861-7.
3）今日の移植 2003;16:609-11.
4）Visual Dermatology.2006;5:922-5.
5）MB Derma.2006;84:113.

解説　乾癬の処方の実際

褥瘡の基礎知識

磯貝 善蔵（国立長寿医療研究センター皮膚科医長）

褥瘡の治療に当たっては、患者を総合的に評価した上で状況に応じた治療ゴールを設定する。特に深い褥瘡の場合、経過とともに病態が変化するため、最初から治癒まで同一の治療を続けることは少ない。創面の水分が適正になるように、基剤に着目して外用薬を選択する必要がある。

1. 褥瘡の定義

身体に外力が加わると、骨と皮膚表層の間の軟部組織の血流が低下・停止する。この状況が一定時間持続すると、組織は不可逆的な阻血性障害に陥り、褥瘡となる。つまり、褥瘡発症のキーワードは、「外力」「骨」「軟部組織の血流低下」「一定時間持続」である。発症原因については、これらの要素を十分に把握して、患者の基礎疾患や状況などを勘案する必要がある。

2. 褥瘡の診断

荷重部である骨突起部の上に一致して起こる虚血性の皮膚変化を認めた場合には、褥瘡を疑う。ただし、荷重部の皮膚も様々な皮膚疾患を発症し得る。しばしば褥瘡と誤診される疾患には、接触皮膚炎、閉塞性動脈硬化症による皮膚潰瘍、間擦疹、単純疱疹、カンジダ皮膚炎、壊疽性膿皮症などがある。また、深い褥瘡の存在によって、周囲に滲出液や創傷被覆材による刺激性接触皮膚炎を発症することもある。

3. 褥瘡の病期と病態

褥瘡の病期は、発症2〜3週間後までの急性期と、それ以降の慢性期に大別される。急性期では、紅斑に引き続いて水疱や紫斑が見られることがある。消退しない発赤を認める状態は、褥瘡の深さによる重症度分類の「ステージI」に該当する。

急性期では虚血が深部に起こっていたとしても、当初は皮膚潰瘍を呈しない。その後の経過は、真皮までの浅い褥瘡（ステージII）と、皮下脂肪組織・腱・骨・筋肉に到達するステージIII、IVの深い褥瘡に分類して考える。

浅い褥瘡は、毛包組織・汗腺などの皮膚付属器と呼ばれる上皮組織幹細胞から表皮が再生して治癒する。一方、深い褥瘡は肉芽形成を経て瘢痕治癒するが、この経過は創面の色調に注目して「色分類」と呼ばれる病期分類が用いられる（**図1**）。

急性期を経過した深い褥瘡は、脂肪組織を含む皮膚全層が壊死するために黒色調を示し、これらの壊死組織が除去されると黄色調を呈する。次に、肉芽組織が増生して赤色調を呈し、最後には肉芽組織の収縮や上皮化のために、白色調を示して治癒する。各々の病期は様々な要因で遷延するが、速やかに次の病期に移行できるように治療する。

図1に示す通り、これら深い褥瘡の前半の「黒色期」「黄色期」には「創面環境調整（wound bed preparation）」、後半の「赤色期」「白色期」には「湿潤環境下創傷治癒（moist wound healing）」と呼

図1 深い褥瘡の病期分類（色分類）

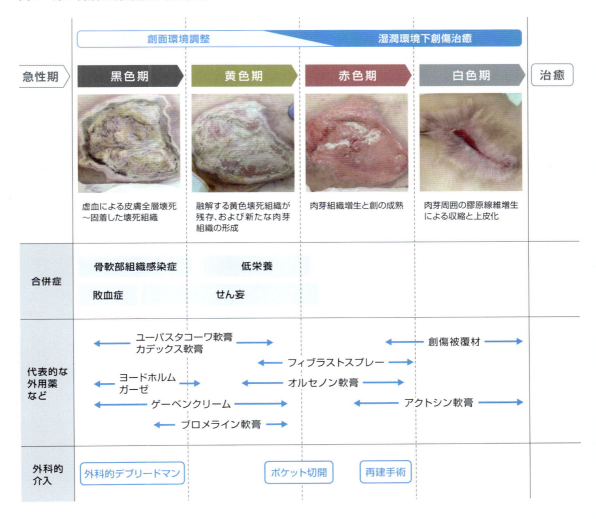

ばれるコンセプトの下に、それぞれ治療する。

「創面環境調整」では、壊死組織の除去や細菌負荷の軽減、創部の乾燥防止、過剰な滲出液の制御、ポケットや創縁の処理を行う。一方、「湿潤環境下創傷治癒」は、滲出液に含まれる多核白血球、マクロファージ、酵素、細胞増殖因子などを創面に保持するために必要な、創面の湿潤環境を適切に保つ方法を指す。

4. 褥瘡を有する患者の全体像

褥瘡の治療に当たっては、患者を総合的に評価した上で、状況に応じた治療ゴールを設定する。

例えば、余命が短いと考えられる場合は、感染予防と疼痛緩和を主な目標とする。一方、回復可能な疾患によって発症した褥瘡は、治癒を目標とする。褥瘡を有する患者は何らかの基礎疾患があるはずであり、個々の患者の特性に応じた看護と並行して診療を進める。

また医学的観点だけでなく、個々の患者の社会的な背景を把握しつつ、ケアマネジャーや施設スタッフ、訪問看護ステーションなどと連携して治療方針を立てる。在宅の場合は訪問看護指示書で看護師に処置を指示するが、通所サービス利用の際に処置、観察を依頼することもある。施設入所の場合は、施設職員と十分に情報を共有して各施設の実情や力量を把握して、密な連携の下に治療を行う。その際は、褥瘡は局所性の病変であるため、発症部位を明確にして体位管理や治療を実施する。

疾患の急性期には、臥床によって褥瘡が発症するため、臥位の時に荷重がかかりやすい仙骨部や踵部の褥瘡が多い。回復期では、ベッドをギャッジアップし頭側を挙上した状態での栄養の注入や経口での食事摂取、また、車椅子移乗による座位保持などが開始されるため、尾骨部に褥瘡が発生する場合が多く、逆に、仙骨部や踵部は減少する。体の側面に当たる腸骨部や大転子部では、慢性疾患による麻痺や体の変形によって褥

瘡が生じ得るため、体型に応じた体位管理を要する。

5. 褥瘡の局所治療

褥瘡の局所治療は、以下の（1）～（6）のポイントを押さえて病態に応じて実施する。

（1）悪化要因の除去

まず、創への外力を減少させ、新たな褥瘡の発症や褥瘡局所病変の拡大を予防する。体圧分散寝具や座位用クッションなどを使用するが、麻痺や神経疾患、体型の変形などの理由で、これらの外力の軽減は経験や工夫を要する。食事やリハビリテーションの際に、創にどのような外力が加わるかを視診、触診で把握する。同時に創の性状や形態から悪化要因を推定することも可能である。

（2）急性期褥瘡の対応

急性期の褥瘡は、変化する創をこまめに評価しつつ経過を観察する。ポリウレタンフィルムなど透明なフィルムで保護するか、ゲーベンクリーム（一般名スルファジアジン銀）などの外用薬で処置する。

ゲーベンクリームは、水分を多く含む水中油型乳剤性基剤（O/W型）で、水分を約60％含み、創面に水を与える働き（補水性）を有する。壊死組織を軟化させて除去しやすくする働きがある。

（3）浅い褥瘡（ステージⅡまで）

悪化要因が除去されていれば、創傷被覆材（デュオアクティブ［特定保険医療材料］など）でも治療可能である。また深い褥瘡の白色期と同様に治療してもよい。

（4）深い褥瘡（ステージⅢ、Ⅳ）の前半部分の治療

日本皮膚科学会の「創傷・褥瘡・熱傷ガイドライン-2：褥瘡診療ガイドライン」では[1]、真皮を欠損する深い

潰瘍治療の前半、つまり、図1に示す黒色期や黄色期には、前述した「創面環境調整」を目的として、TIME（Tissue non-viable or deficient［壊死・不活性組織］の除去、Infection or Inflammation［感染・炎症］の制御、Moisture imbalance［湿潤環境の不均衡］の改善、Edge of wound：nonadvancing or undermined［創辺縁］の管理）──を基本コンセプトとして治療を行うとしている。

黒色期に見られる壊死組織が固着した状態を放置しても、治癒機転に至らないばかりか、感染症の母地となるため、外科的デブリードマン（壊死組織除去）が必要になることが多い。壊死組織が軟らかくなり周囲の健常組織と境界が明瞭となった時期にメスやはさみを用いてデブリードマンを行う。壊死を伴う感染や膿瘍形成の場合には迅速な対応が必要である。その後は壊死組織、滲出液の量に応じて外用薬を使い分ける。

壊死の多い褥瘡では、ユーパスタ（一般名精製白糖・ポビドンヨード）、ヨードホルムガーゼ（ヨードホルム）、カデックス軟膏（ヨウ素）、ゲーベンクリームなどが、創面の状況に応じて使われる（87ページ図1）。

ユーパスタは、ポビドンヨードの抗菌性と精製白糖の吸水性を併せ持つ製剤で、壊死組織除去の作用は強くないが、肉芽形成と創の収縮を促進する。ヨードホルムガーゼは、滲出液が多い壊死組織が残存する創面に適している。創に軽く挿入してフィルム材などで覆って用いる。腱や靭帯由来の壊死した膠原線維を低分子化する作用が確認されており、化学的デブリードマンとしての有用性がある。

カデックス軟膏は、吸収性ポリマービーズのカデキソマーにヨウ素を包含させたカデキソマー・ヨウ素が主剤で、マクロゴール軟膏を基剤にしており、膿や滲出液、細菌などを吸収する作用がある。

（5）深い褥瘡・皮膚潰瘍の 後半部分の治療

赤色期～白色期に該当する時期の基本的な治療のコンセプトは、前述の「湿潤環境下創傷治癒」で、創面を適切な湿潤環境に保つことである。この時期の褥瘡は、収縮と上皮化の両方の機序で治癒していく。浮腫性肉芽の際にはユーパスタを用い、同薬の抗菌作用と吸水作用により肉芽の浮腫を改善させるとともに感染を制御する。滲出液が多く高度な浮腫性肉芽で、ユーパスタ単独で吸水しきれない場合には、同薬にデブリサンペースト（特定保険医療材料）を混合して用いてもよい。

また、盛り上がった肉芽の上皮化を狙う場合には、上皮化促進作用のあるアクトシン軟膏（ブクラデシンナトリウム）、肉芽形成効果のあるマクロゴール軟膏（マクロゴール）などを用いる（87ページ図1）。これら水溶性基剤は、滲出液を吸収し、過剰な湿潤環境を適正化する働きがある。

このように、深い褥瘡は病態が経過とともに変化するため、最初から治癒まで同一治療のことは少ない。また主剤と基剤のそれぞれの性質から分類した褥瘡外用薬を90ページ表1に示す[2]。創面の水分が適正になるように基剤に注目して外用薬を選択する。

（6）外科的治療との組み合わせ

褥瘡を有する患者は、全身状態の悪化や体位の制限を伴うことから、褥瘡は外科的再建治療の適応になりにくく、治療全般の中での外用薬治療の比重が高い。しかし、深い褥瘡の治療ではポケットの処理や陰圧閉鎖療法も重要であり、外用治療との相乗効果を期待して外科的治療が行われることもある。

参考文献

1）日本皮膚科学会「創傷・褥瘡・熱傷ガイドライン-2：褥瘡診療ガイドライン」、日皮会誌 2017;127:1933-88.

2）レジデント 2016;9:84-92.

表1　主剤と基剤の性質から分類した主な褥瘡外用薬

A

基剤の分類			基剤の種類	代表的な商品名	主な効果
疎水性基剤	油脂性基剤（創面の保護）	保湿性 鉱物性	白色ワセリン プラスチベース	プロスタンディン軟膏	肉芽形成
		保湿性 動植物性	単軟膏、亜鉛華軟膏	亜鉛華軟膏	
	乳剤性基剤	補水性 水中油型：O/W（水分の供給）	親水軟膏、バニシングクリーム	オルセノン軟膏	肉芽形成
				ゲーベンクリーム	壊死組織除去
		補水性 油中水型：W/O（創面の保護）	吸水軟膏、コールドクリーム、親水ワセリン、ラノリン	リフラップ軟膏、ソルコセリル軟膏	肉芽形成
親水性基剤	水溶性基剤（水分の吸収）	吸水性	マクロゴール軟膏	アクトシン軟膏、テラジアパスタ	上皮化促進
				ブロメライン軟膏	壊死組織除去
			マクロゴール軟膏（＋精製白糖）	ユーパスタコーワ軟膏	肉芽形成
			マクロゴール軟膏（＋ビーズ）	カデックス軟膏	
			マクロゴール400（＋ビーズ）	デブリサンペースト（特定保険医療材料）	
	懸濁性基剤		ハイドロゲル基剤	ソフレットゲル	

B

主剤の作用	一般名	代表的な商品名
抗菌	スルファジアジン銀	ゲーベンクリーム
	精製白糖・ポビドンヨード	ユーパスタコーワ軟膏
	ヨウ素	カデックス軟膏、ヨードコート軟膏
壊死組織融解	ブロメライン	ブロメライン軟膏
肉芽形成促進 上皮化促進	トレチノイントコフェリル	オルセノン軟膏
	ブクラデシンナトリウム	アクトシン軟膏
	アルプロスタジルアルファデクス	プロスタンディン軟膏
	トラフェルミン（遺伝子組換え）	フィブラストスプレー

（レジデント 2016;9:84-92.より引用、改変）

解説　褥瘡の処方の実際

医師が処方を決めるまで

褥瘡の処方の実際

磯貝 善蔵（国立長寿医療研究センター皮膚科医長）

- ▶ 外用薬は主剤と基剤の両方の作用を勘案して選択する
- ▶ 肉芽を形成していて、浮腫性で炎症の強い創面には水溶性基剤、乾燥した創面には乳剤性基剤の外用薬を用いる
- ▶ 外用薬の薬効の発揮には、「外用薬の物理的ドラッグデリバリー」が重要である

症例1　様々な深さの褥瘡に乳剤性基剤のゲーベンを使用

症例1は、基礎疾患としてパーキンソン病を有する67歳男性である。仙骨部に、左右方向に広がった褥瘡病変を認めた（92ページ**写真1**）。変形性関節症の手術目的で入院し、術後、ベッド上で左右に動こうとしたものの自力では難しく、仙骨上へ左右方向の外力が加わり褥瘡が発症したものと推定できた。

写真1-Aの時点では、矢印aとbで示す部位に明らかな違いは認めにくい。しかし、経過をみると、矢印bで示す部位は傷害が真皮レベルにとどまるステージⅡ相当であり、3週間で治癒している。これに対し、矢印aで示す部位では、脂肪組織に達するステージⅢに相当する深さに到達している。

このように、1つの仙骨部褥瘡として考えるとステージⅢの深い褥瘡ではあるが、加わった外力や組織の状態が部位によって異なるため、実は多様な病期・病態を示している。症例1の28日後の時点（写真1-D）では、矢印aの部位には壊死組織が明瞭化して、深い褥瘡であることが明らかである。

症例1

深さの異なる仙骨部褥瘡を呈した67歳男性

● 初回〜76日目までの処方
ゲーベンクリーム1％　100g
　　　1日1回　患部に塗布

● 77日目以降の処方
リフラップ軟膏5％　30g ┐混合
テラジアパスタ5％　70g ┘
　　　1日1回　患部に塗布

こうした過程において本症例には、抗菌作用を持つ主剤（銀）を乳剤性基剤に溶かしたゲーベンクリーム（一般名スルファジアジン銀）を用いた。

この処方の意図は大きく3つある。1つは、水分量の多い外用薬を用いることで、毎日の処置が必要になるため、創をこまめに観察し、深さの確定をしない時期の褥瘡をフォローできる点である。2つ目は、乳剤性基剤の作用によって、浅い褥瘡部分の上皮化と、深い

写真1　仙骨部で左右方向に広がった褥瘡病変（症例1）

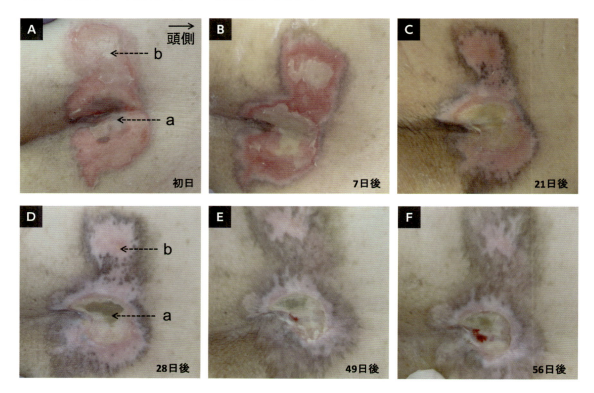

部分の壊死組織の除去と肉芽形成を同時に行える点である。そして、3つ目として、緑膿菌やブドウ球菌などに抗菌作用のある主剤を用いることで、深い褥瘡部位での感染を予防できる点が挙げられる。このように部位によって異なる褥瘡の治療を行った。

肉芽組織の増生に外用薬を混合

写真2は症例1の後半の経過である。写真1の矢印aの部位は、深い褥瘡であることがはっきりとしてきた。この褥瘡の所見としては、（1）周囲が全周性に瘢痕化している、（2）ポケットがない、（3）壊死組織はあるが軟らかく、徐々に取れてきている、（4）肉芽組織が周囲と同じ高さまで増生している──といった点が挙げられる。

つまり、皮下組織まで達する深い褥瘡ではあったが、治癒阻害因子は少なかった。この例では、深い褥瘡部分からの多量の滲出液はないことと、創が臀裂の頭側にあるため、臀裂とともに折りたたまれて変形する可能性があった。引き続きゲーベンクリームを外用しながら、ベッドサイドで、鋭匙（えいひ）やクーパーを用いて少しずつ壊死組織のデブリードマンを行った。

77日後からは、リフラップ軟膏（リゾチーム塩酸塩）とテラジアパスタ（スルファジアジン）を、3対7の比率で混合して用いた（写真2-C）。両薬剤の混合は、周囲と同じ高さまで盛り上がった肉芽組織を上皮化させるのに適した外用薬である。

この状態は、褥瘡の病態評価である「DESIGN分類」で評価すると、d2（真皮までの損傷、創縁と創底

**写真2
仙骨部位の褥瘡（症例1）の
その後の経過**

写真1のその後の経過。77日後からは、肉芽組織を上皮化させるのに適したリフラップ軟膏とテラジアパスタを混合して用いた（写真2-C）。112日後の外来受診時には、瘢痕が形成されていた（写真2-D）。

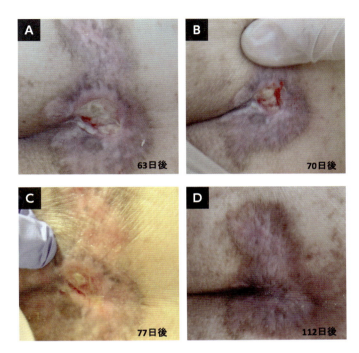

に段差がない状態）に該当するが、本症例の病態は、真皮までの損傷を意味するd2相当の創ではなく、肉芽組織形成を経過したd2と評価すべきであり、創の収縮と上皮化が並行して起きている。この例は90日前後で治癒しており、112日後の外来受診時には、瘢痕が形成されていた（写真2-D）。また、全経過を通して創の悪化がなかったことから、体位管理が良好であったことを示している。

症例2　外用薬の薬効を高めるためポケット切開を実施

　症例2は、78歳男性である。頸髄症による下肢麻痺のほか、認知症も合併しており、周辺症状として暴言が聞かれた。精神科病院に入院中に褥瘡を発症し、同院で治療されていたが悪化し、仙骨部の骨突起が露出してきたため当院を紹介受診した。

　初診ではまず、骨軟部組織感染症の合併がないか、つまり緊急対応の必要性の有無を判断した。
　94ページ写真3の点線aで示した部分に、頭側に向かって仙骨上に位置するポケット（undermining lesion）が形成されている。ポケット形成は、皮膚潰瘍の中でも褥瘡に極めて特徴的な所見であり、褥瘡の難治化に大きく関与している。ポケットの中を観察し、悪臭がする、あるいはポケットの広がりを確認するために挿入したゾンデがポケットの奥に入っていく場合には、褥瘡に壊死性軟部組織感染症を合併している可能性が高いため、緊急に感染症に対する治療を必要とする。幸い、本症例では、軟部組織感染症の合併はなかった。
　次に、発症要因・悪化因子について、病歴および理学所見、創傷の形態から検討した。
　この症例では、認知症の周辺症状に対して用いた薬剤により動きが少なくなったこと（無動）が、褥瘡発症

の要因になったと推定された。さらに、頸髄症の後遺症として対麻痺があり、創部の知覚低下が十分考慮されずに電動ベッドで頭側挙上されていたことも、頭側に大きなポケットのある褥瘡が発症した要因と考えられた。そこで、看護やリハビリテーションなどの職種と協力体制を構築して、電動ベッドでの頭側挙上の方法の見直しなど、体位の管理を行った。

創を観察して病態を評価

また、写真3の矢印bの部分では、骨が露出している。褥瘡は必然的に骨にも病変が及びやすく、この例では仙骨の棘突起が腐骨化して露出している。さらに、矢印cの部位には、肉芽組織内に出血の所見がある。これは肉芽組織が増生した後に、再度外力を受けることで発症した所見である（幾つかの書籍では「Decubitus in Decubitus」［褥瘡の中の褥瘡］と呼んでいる）。つまり、褥瘡創部への外力の緩和が不十分なため、治癒過程が阻害されている可能性があり、この状況を改善しなければ治癒しない。

まず、殺菌消毒作用や肉芽形成などを期待してユーパスタ（精製白糖・ポビドンヨード）を用いた外用治療をしながら、基本的な体位管理を行ったところ、4日後には**写真4-A**のように褥瘡が改善傾向を示した。つまり、創部への外力の緩和の重要性が示されている。

薬効発揮のためのポケット切開

ところで、本格的に薬物療法の必要性を考えるに当たって、写真4-Aの点線部位を模式的に図で示した。薬剤処方を考慮する前に、このような状況で外用薬を用いても、薬剤はポケットの奥に到達し、かつ滞留するのかという疑問がある。このケースでは、創に外力が慢性的に加わりポケットが解消されず、内部が摩擦して治癒が遷延していた。そのため、最も先に治癒すべき部位であるポケットの奥の部分（青矢印）に外用薬が到達しにくい。

そこで、局所麻酔下で電気メスを用いて、点線に沿って青矢印の部位までポケット切開を行った。患部

写真3　初診時の褥瘡（症例2）

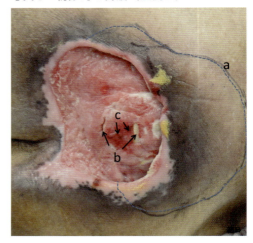

仙骨上にポケットが形成され（点線a）、骨の露出（矢印b）や、肉芽組織内の出血（矢印c）がみられる。

症例2

仙骨部の骨突起の露出とポケット形成を伴った褥瘡を呈する78歳男性

● 初回の処方
ユーパスタコーワ軟膏　100g
　1日1回　創部に充填

● 4日後、ポケット切開を行った後の処方
タマガワヨードホルムガーゼ
　1日1回　患部に塗布

● ポケット切開から数日後以降の処方
ユーパスタコーワ軟膏　100g
　1日1回　創部に充填

● 治療開始から39日後の処方
ユーパスタコーワ軟膏　100g ┐
デブリサンペースト　20g　　┘混合
　1日1回　患部に塗布

解説 褥瘡の処方の実際

には、タマガワヨードホルムガーゼ（ヨードホルム）を数日使用した後、ユーパスタに切り替えた。写真4-Bを見てほしい。ポケット切開により創の形態が変化していることが分かる。これにより、薬剤がポケットに覆われていた部分まで到達しやすくなり、いわば外用薬の物理的ドラッグデリバリーの改善が期待できる。このように、薬剤の効果を十分発揮するための外科的処置があることは褥瘡治療の特徴でもある。

ポケット切開後は吸水性の外用薬を選択

ポケット切開後には、ポケットに覆われていたため慢性的に摩擦を受けていた創部分が開放されることで、摩擦が軽減される。すると肉芽増生が急激にみられるため、滲出液の量が増加することを念頭に置く必要がある。写真4-B、Cではポケット切開後、ポケットに覆われていた壊死組織が露出するが、その後に肉芽組織が浮腫性・粗大顆粒状に増生し、滲出液が増加する。この時期の病態は、「滲出液が増えているとき＝肉芽の増生が盛んなとき（浮腫性肉芽）＝物理学的な性質が脆弱」という病態を理解しておくとよい。

深く大きな褥瘡では、物性が安定してポケットがなく良好な肉芽組織に覆われた状態をまず目標とする。本症例では、写真4-B、Cの間に該当する39日後から、ユーパスタとデブリサンペースト（5対1）を用いている。ユーパスタを単独で使用しても吸水性を有するものの、吸水ポリマービーズのデキストラノマーを含有し高い吸収能を有するデブリサンを加えることで、吸水性は一層向上する。水分を吸収することは浮

写真4 症例2の治療経過

ユーパスタを用いた外用治療をしながら体位管理を行ったところ、4日後には褥瘡が改善傾向を示した（写真4-A）。その後、ポケットの奥（青矢印）に外用薬が到達しやすくなるように、ポケット切開を実施。患部にタマガワヨードホルムガーゼを数日使用した後、ユーパスタに切り替えた。39日後から（写真4-B、Cの間）、ユーパスタとデブリサンペーストを混合して用い、水分吸収による肉芽組織の炎症軽減を目指した。

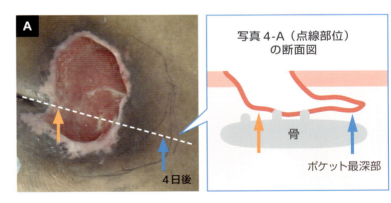
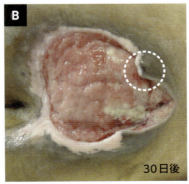
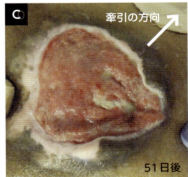

腫により量的に盛り上がった肉芽組織の炎症を軽減して、物性的に安定させることにつながる。

　同時に、肉芽の増生が盛んな時期（浮腫性肉芽）では、物理学的な性質が脆弱な組織を適切に保護することが求められる。写真4-Cでは、創縁を矢印の向きに引っ張りながら弾性テープ（エラスチコン）を貼ることで、創を牽引固定している。これにより、写真4-Bにおいて点線で囲んだ部位の小さなポケットが、写真4-Cでは消退している。

　さらに、リハビリテーションと両立するように、多職種で協働しながら創を保護するための体位管理をした。すると、写真4-Cでは創の周囲が均質に瘢痕化しており、全体に細顆粒状肉芽の外観を呈してきた。これは創保護と水分調節（吸収）を同時に行うことにより、創が収縮した結果である。このような状態になると褥瘡は物性的にも安定し、施設・在宅などでも治癒が期待できるようになる。

日経DIクイズ
服薬指導・疑義照会

アトピー性皮膚炎
QUIZ-01

ステロイド外用薬の使用量の目安

アトピー性皮膚炎のため皮膚科診療所に通院している
2歳の女の子Tちゃんとその母親が、
処方箋を手に来局し、次のように尋ねました。

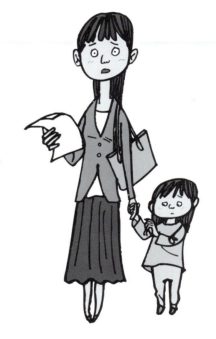

今回も皮膚科でいつもと同じステロイドの
塗り薬を処方してもらいました。
先生には言えなかったのですが、
実は前回いただいたお薬がまだ余っています。
1日2回ちゃんと塗っているのですが、
塗る量が少ないのでしょうか。

処方箋

① ヒルドイドソフト軟膏0.3%　100g
　　1日2回　全身に塗布

② ボアラ軟膏0.12%　10g
　　1日2回　上肢に塗布

※ この保護者は、前回の来局時に、「皮膚科で塗り方を教わったので、薬局での説明は不要」と話したため、薬局では塗り方指導を行わなかった。

Q ステロイド軟膏を塗る時の目安である1 finger tip unit（1FTU）についての記述で、正しいものを選べ。

1. 1FTUは、大人の人さし指の指先から第2関節まで押し出した量である
2. 子どもに塗る場合は、子どもの人さし指の第2関節分が1FTUとなる
3. 1FTUで大人の手2枚分の面積に塗るのが適当である
4. タクロリムス水和物軟膏（商品名プロトピック他）も1FTUを目安に塗布する

出題と解答 **三浦 哲也**（株式会社アインファーマシーズ アップル薬局 [山口県下関市]）

A ❸ 1FTUで大人の手2枚分の面積に塗るのが適当である

アトピー性皮膚炎の薬物療法の基本は、保湿剤によるスキンケアと、ステロイドやタクロリムス水和物（商品名プロトピック他）外用薬による炎症制御である。炎症が治まった後も、保湿剤を継続的に使用することで、皮膚炎の再燃を予防し、痒みが軽減した状態を維持できる[1]。服薬指導で外用薬の塗り方を具体的に指導することが重要である。

ステロイド外用薬の塗布量は、1 finger tip unit（1FTU）が目安になる（図）[1]。1FTUは、「外用薬を、成人の人さし指の指先から第1関節まで押し出した量」とされ、口径5mmのチューブでは約0.5gに相当する。この量を成人の手2枚分（手のひらだけでなく指まで含む）の面積に塗布するのが、適切な塗布量であるとされる。なお、「アトピー性皮膚炎診療ガイドライン2016年版」では、「日本で使用可能なステロイド外用薬のチューブの大きさを勘案しても、このFTUを目安としてよい」と明記された[2]。

成人の場合、片腕には3FTU、片脚には6FTUが必要なのに対し、子どもの場合、1～2歳の腕と手には

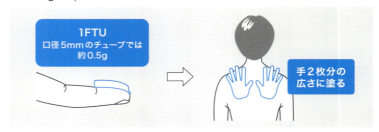

図●1 finger tip unit（1FTU）の考え方（文献1を基に編集部で作成）

外用薬を、成人の人さし指の指先から第1関節まで押し出した量が1FTU。これを成人の手2枚分（手のひらだけでなく指まで含む）の広さに塗る。

それぞれ1.5FTUが必要とされる[3]。この場合のFTUは子どもの指ではなく、保護者（成人）の指に絞り出した量である。ただしプロトピック軟膏は、年齢（体重）ごとに1回の塗布量の上限や1日の塗布回数が決められていることに注意したい。

ステロイド軟膏を均等に塗り広げるためには、1回の塗布量を指に取り、塗布する部位に点在させて置いてから塗り広げるとよい。塗布範囲が広い場合は、指先から手のひらまで全面を使用し、塗布範囲が狭い場合には、手への薬剤の付着を減らすため指の腹だけで塗り伸ばす。

皮膚の炎症が強い部分は吸収率が高いので、擦り込んで塗る必要はない。肌の表面は凹凸になっている

ため、塗る量が少なかったり、擦り込んだりすると、丘疹の上部など肝心なところに軟膏が塗られていない状態になりやすい[4]。1FTUを手2枚分の面積に塗布すると少しべたつく感じがするが、これが適切な量である。軟膏を皮膚に乗せるようにたっぷりと塗ることが重要である。

適正な量を塗布すれば、肌の表面が光沢を帯びて見える。「軟膏を塗った後にティッシュが張り付く程度」と説明する場合もある。

参考文献
1) Lancet.1989;2:155.
2) 日本皮膚科学会「アトピー性皮膚炎診療ガイドライン2016年版」
3) Br J Dermatol.1998;138:293-6.
4) 小児看護 2012;35:668-74.

こんな服薬指導を

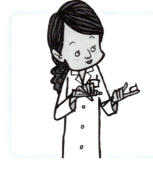

塗り薬が余っているのであれば、塗る量が少ないのかもしれませんね。ステロイドの塗り薬は、大人の人さし指の指先から第1関節まで押し出した量を、手2枚分の面積に塗るのが目安です。Tちゃんは2歳なので、お母さんの指に3回押し出した分を、両腕全体に塗るといいでしょう。少しべたつく感じがしますが、これが適切な量です。

軟膏を指に取り、2～3カ所に分けて置いてから塗り広げると、均等に塗ることができますよ。

アトピー性皮膚炎
QUIZ-02

アトピー性皮膚炎の プロアクティブ療法とは

アトピー性皮膚炎で治療中の10歳の男児Sくんが、皮膚科診療所を受診後、
母親と一緒に薬局を訪れました。
母親は、処方箋を差し出しながら、次のように尋ねました。

今日の診察で先生から、
「症状がだいぶ落ち着いてきましたね」と
言われました。ただ、ステロイドの塗り薬は
もう少し続けるそうです。
「プロアクティブ療法」という
治療法だそうですが、肌の調子がいいのに
ステロイドを使い続けるのは、
副作用が心配です。

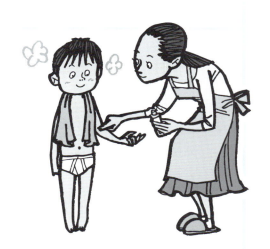

処方箋

① ボアラ軟膏 0.12%　10g
　　1日2回　1日置き　上肢に塗布
② ヒルドイドソフト軟膏 0.3%　100g
　　1日2回　全身に塗布

※ ボアラ軟膏（一般名デキサメタゾン吉草酸エステル）は前回まで連日塗布が指示されていたが、今回から1日置きに変更になった。

Q1 プロアクティブ療法について正しい記述はどれか。1つ選べ。

1. 急性期において、保湿剤によるスキンケアと抗炎症外用薬により、炎症を抑える治療法
2. 寛解維持期において、皮疹の悪化時にのみ抗炎症外用薬を使って炎症を抑える治療法
3. 寛解導入後に、抗炎症外用薬を定期的に使用して炎症の再燃を防ぐ治療法

Q2 ステロイド外用薬の副作用の説明として間違っているのはどれか。全て選べ。

1. 皮膚が黒くなる
2. 皮膚が萎縮する
3. 毛細血管が拡張する
4. 光に当たると色素沈着を起こす
5. 皮膚が厚く硬くなる

出題と解答 三浦 哲也（株式会社アインファーマシーズ アップル薬局［山口県下関市］）

A1 ❸ 寛解導入後に、抗炎症外用薬を定期的に使用して炎症の再燃を防ぐ治療法

A2 ❶ ❹ ❺

プロアクティブ療法は、急性期の治療で炎症のない状態まで改善（寛解導入）した後、保湿剤の外用薬によるスキンケアは続けつつ、ステロイドやタクロリムス水和物（商品名プロトピック他）などの抗炎症外用薬を週2回など定期的に塗布し、寛解状態を維持する治療法である[1]。最近、アトピー性皮膚炎の寛解維持方法として普及しつつある。

アトピー性皮膚炎の治療について従来は、(1)急性期は抗炎症外用薬の使用で炎症を抑える、(2)寛解導入後は保湿剤によるスキンケアで寛解を維持する、(3)炎症が再燃した時は再度、抗炎症外用薬を使って炎症を抑える——という方法が一般的だった。この炎症再燃時に抗炎症外用薬を使うという従来の方法を、リアクティブ療法という。

しかしこのリアクティブ療法は、抗炎症外用薬の中止により、短期間で皮疹が再燃することがあった。アトピー性皮膚炎患者の皮膚は、治療により一見正常に見えるレベルまで改善していても、組織学的には炎症が残存しており、炎症が再燃しやすい状態にある。そのため、皮膚の潜在的な炎症に対して、プロアクティブ療法を行うことで、症状の再燃を予防できると考えられている。

プロアクティブ療法は、ステロイド外用薬、タクロリムス外用薬いずれにおいても、皮疹の再燃予防に有用とされている。安全性に関しても、ステロイドで16週間、タクロリムスで1年間までの観察期間において、プラセボである基剤の外用と有害事象の発生率に差はないことが、複数の論文で報告されている。

例えば、Peserico A.らは、12歳以上のアトピー性皮膚炎患者を対象に、寛解導入後に、保湿剤を使用しながらメチルプレドニゾロンアセポナートクリーム（国内未発売）を週2回外用した群（プロアクティブ療法群）と、保湿剤のみを外用した群（プラセボ群）で、再燃までの期間を比較した。その結果、再燃までの期間はプロアクティブ療法群の方が有意に長く、再燃リスクは3.5倍低かった（ハザード比3.5、95％信頼区間1.9-6.4）[2]。

ただし、抗炎症外用薬の連日塗布からプロアクティブ療法への移行は、皮膚炎が十分に改善してから行われることが重要で、塗布範囲や塗布量、終了時期などについては症例ごとの対応が必要である。

ステロイド外用薬の局所的な副作用には、皮膚萎縮、毛細血管拡張、ステロイドざ瘡、多毛、皮膚感染症などがある[1,3,4]。

一方、ステロイド外用薬により、皮膚が黒くなったり硬くなったりすると思っている人がいるが、これは誤解である。皮膚の黒ずみは炎症後の色素沈着のためであり、皮膚が硬くなるのは炎症が慢性化した結果であるため、むしろステロイド外用薬でしっかり治療することが重要であることを説明したい[3]。

参考文献
1) 日本皮膚科学会「アトピー性皮膚炎診療ガイドライン2016年版」
2) Br J Dermatol.2008;158:801-7.
3) レジデントノート 2017;18:3326-31.
4) 医学のあゆみ 2016;256:80-4.

こんな服薬指導を

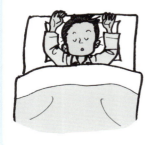

皮膚の状態は一見良くなっているように見えますが、皮膚の内部はまだ炎症を起こしているため、ステロイドをさらに一定期間塗り続けることが重要です。「少し良くなったら塗るのをやめ、悪くなったらまた塗る」という塗り方をしていると、症状が治り切らず、結果的にステロイドの使用量が増えてしまいます。皮膚の炎症が完全に治るまでもう少し治療を続けましょう。炎症が治るまでステロイドを使い続けても、保湿剤のみの場合と比べて副作用の発生率に差はないことが、複数報告されていますのでご安心ください。

アトピー性皮膚炎
QUIZ-03

ステロイド外用薬と保湿剤を塗る順番

アトピー性皮膚炎のため、皮膚科診療所に通院している
30歳の男性Mさんが処方箋を持って薬局を訪れました。
Mさんは処方箋を差し出しながら、次のように質問しました。

> 毎日きちんと
> 軟膏を塗るようにしているからか、
> 肌の調子は前よりもいいです。
> そういえば、入浴後は
> どちらの軟膏を先に
> 塗ればいいんでしたっけ。

処方箋

① アンテベート軟膏0.05%　50g
　　1日1回　入浴後　炎症部位に塗布
② ヒルドイドソフト軟膏0.3%　250g
　　1日2回　朝、入浴後　全身に塗布

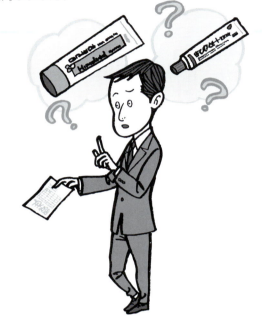

Q アンテベート（一般名ベタメタゾン酪酸エステルプロピオン酸エステル）と、ヒルドイド（ヘパリン類似物質）のどちらを先に塗ると効果が高いか。正しい記述を選べ。

❶ アンテベート、ヒルドイドの順に塗る
❷ ヒルドイド、アンテベートの順に塗る
❸ どちらが先でもよい

出題と解答 **大谷 道輝**（杏雲堂病院［東京都千代田区］診療技術部）

A ❸ どちらが先でもよい

　アトピー性皮膚炎の治療では、保湿剤を中心に、ステロイド外用薬やタクロリムス水和物（商品名プロトピック他）など複数の外用薬を使用することが多い。近年報告されている論文によれば、保湿剤を他の外用薬と併用した場合の効果や副作用は、塗る順序に関係しないことが示唆されている[1〜3]。

　大井らは、ステロイド外用薬と保湿剤の併用時に塗布する順序によって、ステロイドの角層内への取り込みを評価した[1]。具体的には、ブタ耳および健常成人に対して、デキサメタゾン吉草酸エステル（ボアラ軟膏）とヘパリン類似物質（ヒルドイドソフト軟膏他）を併用し、塗布順序とステロイドの皮膚内移行性を検討したところ、両剤を塗布する順序により、ステロイドの皮膚内移行性に差は生じなかったとしている。

　同様の手法で、タクロリムス軟膏と、ヒルドイドソフト軟膏、同クリームおよびローションを併用した研究では、塗布する順序によって、タクロリムスの皮膚内移行性には差はなかったと考察している[2]。

　一方、筆者らは、ヘアレスラットにクロベタゾールプロピオン酸エステル（デルモベート軟膏他）と、ヘパリン類似物質を用いて、併用時の塗布順序と副作用の関係について検討した[3]。その結果、ラットの体重および臓器重量は、塗布順序に影響しないことが示された。また、両剤を順番に塗った場合と、あらかじめ混合した製剤を塗布した場合との間にも差は認められなかった。併用時には皮膚の上で両剤が混合されることで、安全性に差は生じないものと考えられる。

　この検討では、ステロイドの局所性副作用である皮膚萎縮の指標として、皮膚の厚さも調べた結果、やはり塗布の順序は影響しないことが示された。なお、尿素を主薬とする保湿剤のパスタロンソフト軟膏と、クロベタゾールプロピオン酸エステルとの併用でも、同様の結果が得られている。以上のことから、ステロイド外用薬やタクロリムス軟膏などと、保湿剤を併用する場合、塗布順序は、効果および副作用に影響しないと考えられる。

　これらの結果を踏まえて、筆者は、患者の服薬アドヒアランスを確認し、それに応じて塗布する順序を指導することを勧めている。

　Mさんのようにアドヒアランスが良好な患者の場合は、先に保湿剤を広く擦り込むように塗り（塗擦）、その上から炎症部位にステロイド外用薬を乗せるように塗る（塗布）。このような順序にすると、ステロイドを正常な皮膚に広げずに塗ることができる。患者には、塗布と塗擦の違いについても正しく説明しておきたい。

　一方、アドヒアランスが悪い患者では、先に塗布量の多い保湿剤を塗擦すると、ステロイドを塗らなくなる可能性があるため、ステロイドを先に塗布するように伝えるとよい。ただし、その後に塗る保湿剤によって、ステロイドが正常な皮膚にまで広がり、皮膚萎縮が起こる可能性もあるので、経過観察が重要である。また、アドヒアランスが悪い患者の場合は、両薬剤の混合を処方医に提案することも一法といえる。

参考文献
1) 西日本皮膚 2011;73:248-52.
2) 西日本皮膚 2014;76:127-30.
3) 日皮会誌 2013;123:3117-22.

こんな服薬指導を

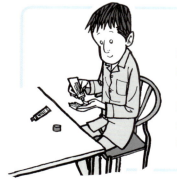

　薬をきちんと塗って、お肌の調子が良いとのことで、何よりです。入浴後に薬を塗る順番ですが、まずヒルドイドソフト軟膏を全身にたっぷりと、擦り込むように塗ってください。その後、炎症がある部分だけに、アンテベート軟膏を上から乗せるように塗ります。念のため、お薬手帳に軟膏を塗る順番や塗り方を書いておきますね。

　ヒルドイドソフト軟膏は、1日2回塗るように指示されているお薬なので、朝も塗るようにしてください。塗り方などで分からないことがありましたら、いつでも私どもにご連絡ください。

アトピー性皮膚炎
QUIZ-04

プロトピックの刺激感を減らす方法

アトピー性皮膚炎の治療を続けている50歳の女性Aさんが、病院の皮膚科を受診した後、処方箋を持って薬局を訪れました。

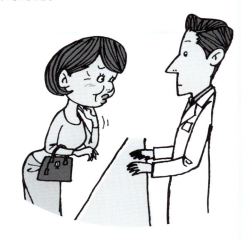

しばらく落ち着いていたアトピーが、最近また悪くなってきたの。今日からプロトピックというお薬を試してみることになったのだけど、先生から「最初は少しヒリヒリするかもしれない」と言われたわ。以前、ステロイドで顔が赤くなったことがあるから、心配で……。

処方箋

① アレロック錠5　1回1錠（1日2錠）
　　1日2回　朝食後、就寝前　14日分
② アンテベート軟膏0.05%　50g
　　ヒルドイドソフト軟膏0.3%　200g
　　体幹、四肢　1日1回
③ プロトピック軟膏0.1%　10g
　　顔面　1日1回

※ 薬歴によれば、以前、急性増悪した際にアンテベート（一般名ベタメタゾン酪酸エステルプロピオン酸エステル）が処方され、10日間使用した後、顔面の発赤が認められた。そこで、アンテベートの使用を中止し、しばらくヒルドイド（ヘパリン類似物質）を使用していた。

 Q プロトピック（一般名タクロリムス水和物）による刺激感を軽減させる方法として**不適切なもの**はどれか。1つ選べ。

1. プロトピックをごく狭い範囲から塗る
2. タオルでくるんだ保冷剤などで冷やす
3. 入浴後すぐにプロトピックを塗る
4. ヒルドイド（ヘパリン類似物質）を塗った後、プロトピックを重ねて塗る

出題と解答　**今泉 真知子**（有限会社丈夫屋［川崎市高津区］）

A　3

　日本皮膚科学会の「アトピー性皮膚炎診療ガイドライン2016年版」では、外用療法について、病態を考慮した治療指針を示している[1]。皮膚バリア機能異常には保湿剤でスキンケアを行い、皮膚炎にはステロイド外用薬やタクロリムス水和物軟膏（商品名プロトピック他）などの抗炎症作用を有する薬剤を用いる。

　プロトピック軟膏には0.1％と0.03％小児用がある。前者は小児等に禁忌であり、年齢により使い分ける。体幹、四肢への0.1％軟膏の効果はストロングクラスのステロイド外用薬とほぼ同等とされている[1]。

　ステロイド外用薬を顔面に長期にわたり使用すると、皮膚萎縮、毛細血管拡張、ステロイド紅潮などが起きることがある。アトピー性皮膚炎は長期にわたる治療が必要となるため、ステロイド外用薬の顔面への使用には注意が求められる。

　一方、タクロリムス軟膏は、皮膚萎縮、毛細血管拡張などのステロイド外用薬に見られる副作用はあまり認められないが、灼熱感やほてり感、疼痛、ヒリヒリ感などの刺激感が起こりやすいので注意が必要である。ただし、この刺激感は皮疹の改善とともに1週間程度で落ち着くことが多い。あらかじめ患者に伝えておくといいだろう。

　タクロリムス軟膏は正常皮膚からは吸収されにくいが、皮疹部位では効果的に浸透することが明らかになっている。これは、一般的なステロイドの分子量（360.44～521.04）と比べ、タクロリムスの分子量が822.03と比較的大きく、正常皮膚では皮膚バリアを透過しにくいためである[2,3]。

　実際、健康成人を対象とした単回塗布試験では、タクロリムス血中濃度は定量限界（0.05ng/mL）以下が多く、検出されても定量限界を少し上回る程度だった。また、反復塗布試験で血中濃度の蓄積性は認められなかった[3]。

　従って、タクロリムス軟膏は皮膚バリア機能が低下している病変局所では吸収されやすいが、軽快し皮膚バリアが回復してくると吸収が低下し、副作用も生じにくくなると考えられる。患部の炎症が強い場合は、適切な強さのステロイド外用薬で炎症を落ち着かせてから、タクロリムス軟膏を使い始める場合もある。

　タクロリムス軟膏の刺激感を減らす方法としては、まず、ヘパリン類似物質（ヒルドイド他）などの保湿剤を塗った後にタクロリムス軟膏を重ね塗りすることが挙げられる。

　また、少量をごく狭い範囲から塗り始め、徐々に塗る範囲を広げるのもよい。抗ヒスタミン薬の内服を併用する、刺激感が生じた部位をタオルでくるんだ保冷剤などで冷やすといった方法も、刺激感を減らすのに効果的とされる。

　なお、刺激感が増す恐れがあるので、入浴直後の塗布は避け、皮膚のほてりが消失してから塗布するようにする。また、日光を浴びるとほてりを感じやすいため、塗布後は長時間日光に当たらないように指導する。

参考文献
1) 日本皮膚科学会「アトピー性皮膚炎診療ガイドライン2016年版」
2) Exp Dermatol.2000;9:165-9.
3) 「プロトピック軟膏適正使用マニュアル」（マルホ、2017年10月作成）

こんな服薬指導を

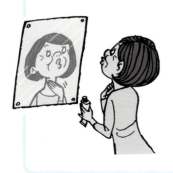

　今回処方されたプロトピックは、赤くなる心配は少ないですが、確かに使い始めはヒリヒリすることがあります。

　保湿剤のヒルドイドを塗ってからプロトピックを塗ると、ヒリヒリ感が少なくなります。狭い範囲から塗り始め、少しずつ塗る範囲を広げてもいいと思います。もしヒリヒリしたら、その部分をタオルでくるんだ保冷剤などで冷やすと和らぎます。お風呂から出た直後に塗ったり、塗った後に日光を浴びると、ヒリヒリ感が増す可能性があるので避けてください。なお、このヒリヒリ感は1週間くらいで治まることが多いとされていますが、刺激感が強いなど、気になることがあればご相談ください。

アトピー性皮膚炎

QUIZ-05

プロトピックの発癌性を どう説明するか

アトピー性皮膚炎のため、皮膚科診療所に通院中の11歳の男の子A君とその母親が薬局を訪れました。母親は次のような質問をしました。

> 今までステロイドを使っていたのですが、今回から顔には違う薬を使うことになりました。このプロトピックという薬は、副作用や発癌性があると聞いたことがあるのですが、子どもに使っても問題ないのでしょうか。

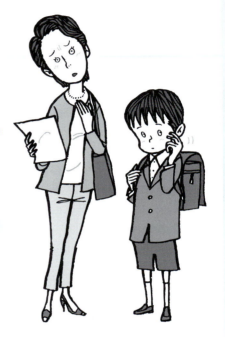

処方箋

① ヒルドイドソフト軟膏0.3%　100g
　　1日2回　朝夕　全身に塗布
② ボアラ軟膏0.12%　25g
　　1日2回　朝夕　体幹部に塗布
③ プロトピック軟膏0.03%小児用　10g
　　1日2回　朝夕　顔面に塗布

Q プロトピック（一般名タクロリムス水和物）に関する記述で誤っているものを1つ選べ。

1 発癌性は癌の自然発生率を超えるものではない
2 入浴後に塗布するとよい
3 塗布後に皮膚刺激性があるが、1～2週間で改善する
4 高度の腎障害のある患者には使用してはならない

出題と解答　松元 美香（杏雲堂病院［東京都千代田区］薬剤科）

A

プロトピック（一般名タクロリムス水和物）の添付文書の警告には、（1）マウス塗布癌原性試験において、高い血中濃度の持続に基づくリンパ腫の増加が認められている、（2）関連性は明らかではないが、本剤使用例においてリンパ腫、皮膚癌の発現が報告されている──ことを患者に説明するよう記載がある。

（1）については、マウスの皮膚はヒトより薄く、経皮吸収が100～200倍であり、血中濃度が上昇しやすいことが一因として考えられている。マウスのリンパ腫の自然発生率は約20％と高いこと、ヒトがプロトピックを適正に使用した場合、高い血中濃度が持続する可能性は低いことから、リンパ腫発現の危険性も低いと考えられる[1]。

（2）については、2010年3月31日まで国内での発癌関連の報告は、プロトピック軟膏の0.1％製剤で18例（うち小児使用で2例）、0.03％製剤で2例で、いずれも同薬との関連性は明らかになっていない。

プロトピック軟膏の0.1％製剤を使用した患者数は、年間約44万人と推定されている。2013年の国立がん研究センターのがん罹患データ（全年齢）では、10万人中、悪性リンパ腫20.3人、皮膚癌15.5人であり、プロトピックによるリンパ腫および皮膚癌の発生率は自然発生率を超えるものではない。

0.03％製剤の小児アトピー性皮膚炎に対する長期使用の安全性については、日本における最長7年の経過観察で有害事象としての悪性腫瘍の発現はなかったとする中間報告が出されている[2]。以上から、現時点ではプロトピックを適正に使用した場合、リンパ腫、皮膚癌の発現には影響しないと考えられている。

同薬使用時の注意点としてはそのほか、血中濃度が上昇し、腎障害などの副作用が発現する可能性があるため、皮膚の損傷が激しい潰瘍、びらんへの使用は禁忌となっている。

また、外用量の制限を守るよう指導することが重要である。通常、成人には1日1～2回、1回5gまで、小児は年齢（体重）によって最大塗布量が定められている（表）。体に塗布する場合は、チューブから軟膏を1cm押し出した分（約0.1g）で10cm四方の面積に、顔に塗布する場合は米粒1つ分程度で直径5cmの範囲に塗ることを目安とする。

プロトピック軟膏は使用開始直後から約80％の患者に皮膚刺激感が認められている。これは皮疹の改善とともに減少するので、自己判断で使用を中止しないように説明しておく。刺激感は入浴時に増すことがあるので、入浴やシャワーの前後の使用は避けるよう指導する。

表●プロトピック軟膏の1回当たり最大塗布量の目安

年齢（体重）区分	1回塗布量の上限
2～5歳（20kg未満）	1g
6～12歳（20kg以上50kg未満）	2～4g
13歳以上（50kg以上）	5g

参考文献
1）臨床皮膚科 2003;57:1217-34.
2）日小皮会誌 2013;32:127.

こんな服薬指導を

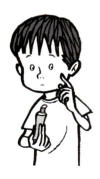

確かにプロトピックは、実験用のマウスに長期間塗り続けた試験で、リンパ腫という癌の増加がみられました。しかし、マウスはヒトに比べて皮膚が薄く、薬をよく吸収するからであり、アトピー性皮膚炎の患者さんが薬を正しく使用した場合、リンパ腫を発現する可能性は極めて低いことが明らかになっています。また、このお薬が原因で皮膚癌になったとの報告もありません。皮膚癌の主な原因は紫外線と考えられますので、ご心配であれば、外出時の紫外線対策を心掛けてください。

顔に使用する場合、米粒1つ分程度で直径5cmの範囲に塗ってください。1～2週間は塗った後に刺激を感じることがありますが、症状の改善とともに減る傾向があります。お風呂上がりは刺激を感じやすいので、入浴前後に塗るのは避けてください。

特別収録　大谷道輝のワンポイントレッスン

アトピー性皮膚炎

小児にステロイド外用薬が処方されたら
部位ごとに必要なFTU数を指導しよう

　ステロイド外用薬の服薬指導で、単に「薄く塗ってください」と説明していませんか。ステロイド外用薬の塗布量の目安となるfinger tip unit（FTU）を理解し、適切な塗布量を指導できるようになりましょう。

　1FTUは「成人の人さし指の先から第1関節まで押し出した量」とされています。1989年の発表では、口径5mmのチューブから1FTUを絞り出すと、男性で0.49g、女性で0.43gになり、手2枚分の塗布量（成人の体表面積の約2％）に相当するとしました[1]。

　なお、1FTUが約0.5gとなるのは口径5mmのチューブで、25gチューブなどが相当します。5gチューブでは0.2g程度、10gチューブでは0.3g程度と、厳密には量が異なります。ただし、日本皮膚科学会による「アトピー性皮膚炎診療ガイドライン2016年版」では、「日本人の体型、日本で使用可能なステロイド外用薬のチューブの大きさを勘案しても、このfinger tip unitを目安としてよいと考えられる」とし、チューブの規格を問わずFTUの考え方を適用して良いことが記されています[2]。また、患者へ説明するに当たって、あらかじめ0.5gの量がどのくらいかを体験しておくことも大切です。

　小児の体の各部位に軟膏を塗る場合について、年齢に応じた塗布量の目安が示されています（表）[3]。表のFTUは小児の指ではなく、保護者（成人）の指に絞り出したときの量です。参考にしてください。

参考文献

1) Lancet.1989;2:155.
2) 日本皮膚科学会「アトピー性皮膚炎診療ガイドライン2016年版」、日皮会誌 2016;126:121-55.
3) Br J Dermatol.1998;138:293-6.

表　小児に軟膏を塗布するのに必要なFTU数（文献3より引用、改変）

年齢	部位				
	顔+首	腕+手	脚+足	体幹（前）	体幹（後）*
3〜6カ月	1	1	1.5	1	1.5
1〜2歳	1.5	1.5	2	2	3
3〜5歳	1.5	2	3	3	3.5
6〜10歳	2	2.5	4.5	3.5	5

＊臀部を含む

日経DIクイズ　皮膚疾患篇　109

乾皮症

QUIZ-06

保湿剤は入浴後、いつ塗るか

乾皮症（皮脂欠乏症）のため、皮膚科診療所を受診した45歳の女性Bさんが、受診後に薬局を訪れました。
Bさんは処方箋を差し出しながら、次のように質問しました。

先生から、
「保湿剤は朝と入浴後の１日２回、
塗ってください」と説明されました。
お風呂から上がって
すぐ塗らないとだめですか。

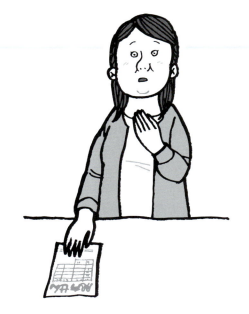

処方箋
ヒルドイドローション0.3%　200g
　　1日2回　朝、入浴後　四肢に塗布

Q ヒルドイドローション（一般名ヘパリン類似物質）は、入浴後いつまでに塗布するのが効果的か。

1. 10分以内
2. 30分以内
3. 1時間以内
4. いつでもよい

出題と解答 **大谷 道輝**（杏雲堂病院［東京都千代田区］診療技術部）

4 いつでもよい

　皮膚外用薬の使用時点として、「入浴後」の指示がある場合、海外では「3分以内」、日本では「10分以内」などと指導されているケースが散見される。

　皮膚は入浴によって水分を吸収して、水分量が増加するが、入浴後の角層中水分量を測定した研究では、入浴後10分経過すると、入浴前の水分量とほぼ同等まで戻ると報告されている。入浴後速やかに塗布するように指示されるのは、この水分量を逃がさないようにするためであり、日本では入浴後10分以内と指示されるケースが多いと考えられる。

　一方、入浴直後に保湿剤を塗布した場合と、一定時間後に塗布した場合の角層中水分量を比較した研究は幾つかあるが、両者には大きな差はみられないというのが結論である。中村らは、健常成人5人の腕を、40℃の湯に20分間疑似入浴させて、10分後と30分後に、ヒルドイドローション（一般名ヘパリン類似物質）を塗布する試験を行った。塗布から2時間経過後に薬剤を除去して、さらに1時間後と2時間後の角層中水分量を測定したところ、入浴から10分後群と30分後群で、いずれの測定時間でも有意な差は認められなかった[1]。

　別の海外の研究では、小児の健常者とアトピー性皮膚炎患者計10人を、（1）入浴のみ、（2）入浴直後に保湿剤を塗布、（3）入浴後から30分後に保湿剤を塗布――の3群に分け、保湿効果を調べた[2]。その結果、入浴直後と、30分後では健常小児およびアトピー性皮膚炎小児患者のいずれも、保湿効果に差はなかった。ただし、この試験では水温が33℃であり、毎日連用する保湿剤を1回しか塗布していない点が問題である。中村らによる研究も、1回の塗布による比較にすぎない。

　野澤らは、健常成人8人を対象に、前腕部の屈側に14日間、白色ワセリン、パスタロンソフト軟膏（尿素）、ヒルドイドソフト軟膏（ヘパリン類似物質）を、入浴1分後と入浴1時間後に塗布して、入浴後の塗布時間と保湿効果の関係を調べた[3]。その結果、いずれの保湿剤でも、入浴1分後に保湿剤を塗布した方が、角層水分量は高い傾向は認められたが、1時間後に塗布した場合との間に有意な差はなかった。

　以上から、いつ塗布しても保湿効果に差はないと考えられ、入浴で吸収した水分を逃がさないことよりも、24時間を通して皮膚から蒸発する水分量を抑える方が重要であることが示唆された。

　入浴直後の皮膚は清潔であり、また着替えるタイミングに塗布するのはアドヒアランスを維持・向上する点で有効であるといえる。ただし、「10分以内に塗布」などと時間を強調し過ぎると、「10分以上経過したら効果が得られない」などと患者が誤って解釈し塗布しなくなるなど、アドヒアランスの低下につながる恐れもある。そのため、服薬指導では「入浴直後が望ましいが、いつ塗布しても同じ効果が得られる」などと、伝えるとよいだろう。

　また、女性では「顔は入浴後にすぐに塗らないとつっぱる」と訴えるケースもあるので、患者の話をよく聞いてアドバイスするとよい。

参考文献
1) 皮膚の科学 2006;5:311-6.
2) Pediatr Dermatol.2009;26:273-8.
3) 日皮会誌 2011;121:1421-6.

こんな服薬指導を

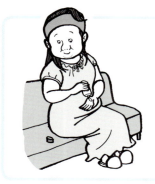

　ヒルドイドローションを入浴後に塗るタイミングは、皮膚が清潔で、水分を含んでいる入浴直後が望ましいですが、実は、塗るタイミングが遅くなってしまっても、入浴直後に塗った場合と保湿効果に差はないというデータがあります。そのため、時間にこだわり過ぎず、お風呂から上がってできるだけ早めに塗るように心掛けていただければ大丈夫です。

　万が一、塗り忘れてしまったら、翌朝まで塗らないようにするのではなく、気付いた時に塗るようにして、1日2回、きちんと塗り続けてください。

接触皮膚炎
QUIZ-07

点眼薬変更後に起きた眼周囲のかぶれ

4日前にドライアイのため眼科診療所を受診した帰りに薬局で薬を受け取った35歳の男性Sさんが、再度薬局を訪れ、次のような質問をしました。Sさんは、従来通っていた診療所とは異なる眼科診療所を初めて受診していました。

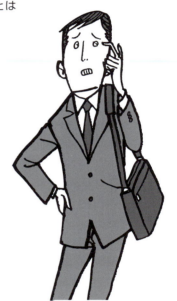

> この前、こちらでもらった目薬を使い始めたら、眼の周りが少し赤くなってかぶれてしまいました。目薬のせいではありませんか。先生からは、新しい目薬は前から使っていたものと同じ成分だと言われたのですが……。

処方箋（4日前）

ヒアレイン点眼液0.1%　10mL
　1日4回　両眼

※ Sさんには、前医からティアバランス0.1%点眼液（一般名ヒアルロン酸ナトリウム）が処方されていた。

Q Sさんの眼周囲のかぶれの原因として最も考えられるのはどれか。1つ選べ。

1. ヒアレイン（一般名ヒアルロン酸ナトリウム）の主成分による接触皮膚炎
2. ヒアレインの添加物による接触皮膚炎
3. ヒアレインの主成分による光線過敏症
4. ヒアレインの添加物による光線過敏症

出題と解答 **大谷 道輝**（杏雲堂病院［東京都千代田区］診療技術部）

❷ ヒアレイン（一般名ヒアルロン酸ナトリウム）の添加物による接触皮膚炎

　点眼薬の1滴量は結膜嚢の保持量よりも多く、点眼後は眼から薬液があふれてしまう。これを放置して接触皮膚炎を起こすケースがしばしば認められ、症例報告も多い。薬液に含まれる成分が皮膚の蛋白質と結合して抗原となり、感作が成立した後、再度抗原が侵入したときに強い炎症が起きる遅延型アレルギー反応が発症の主因である。

　症状は、発赤や腫脹、水疱などで、眼周囲のみならず、頬や顔全体に広がることもある。Sさんの場合は、「こちらでもらった目薬を使い始めたら、眼の周りがかぶれた」と話していることから、ヒアレイン点眼液（一般名ヒアルロン酸ナトリウム）による接触皮膚炎の可能性が高い。

　点眼薬による接触皮膚炎として、特に頻度が高く注意すべき主成分には、フラジオマイシン硫酸塩（商品名点眼・点鼻用リンデロンA液他）やケトチフェンフマル酸塩（ザジテン他）、アンレキサノクス（エリックス）、フェニレフリン塩酸塩（ミドリンP他）、チモロールマレイン酸塩（チモプトールXE、リズモンTG他）が挙げられる。添加物では、防腐剤の塩化ベンザルコニウムや緩衝剤のイプシロン-アミノカプロン酸で報告が多い。

　Sさんが以前使用していたティアバランス（一般名ヒアルロン酸ナトリウム）と、今回処方されたヒアレイン（同）は、どちらもヒアルロン酸が0.1％配合されている。両者で異なるのは、添加物のイプシロン-アミノカプロン酸、塩化ベンザルコニウム、ホウ酸、クロルヘキシジングルコン酸塩、エデト酸ナトリウム、プロピレングリコールである。過去の報告から、塩化ベンザルコニウムかイプシロン-アミノカプロン酸が原因の可能性が高い。

　Sさんのような軽症の接触皮膚炎であれば、ヒアレインを中止し、以前のティアバランスに戻すことでほとんどが治癒するので、原因特定のためのパッチテストは行われないことが多い。薬剤の中止または変更後に軽快した経過をもって、原因薬剤を確定するのが一般的である。

　Sさんには、まずヒアレインを中止し、眼科を受診するようアドバイスすべきである。眼周囲のかぶれがヒアレインによる接触皮膚炎と診断されれば、薬歴にヒアレインの配合成分を記録し、特にイプシロン-アミノカプロン酸と塩化ベンザルコニウムが配合された点眼薬の使用を今後避けるよう注意する。

　ヒアルロン酸0.1％配合の点眼薬のうち、ドライアイに処方でき、イプシロン-アミノカプロン酸と塩化ベンザルコニウムを使用していないものは、ティアバランスのほかアイケア、ヒアルロン酸ナトリウム点眼液0.1％「トーワ」、同「TS」、同「ファイザー」、同「JG」がある。

　また、塩化ベンザルコニウムやイプシロン-アミノカプロン酸は、市販の点眼薬や目洗浄液にも使用されていることがあるため、Sさんに注意を促しておく必要もある。

参考文献
1）眼科 2004;46:649-57.
2）皮膚臨床 1988;30:871-84.

こんな服薬指導を

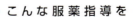

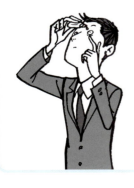

　眼の周りの症状は、4日前に処方されたヒアレインが原因の可能性があります。以前まで使われていたティアバランスとヒアレインは、保湿成分のヒアルロン酸が0.1％配合された目薬で、同じものです。ただ、わずかに配合された添加物がこの2つの目薬では異なるので、ヒアレインの添加物によってかぶれが起きたことが考えられます。

　Sさんの場合、軽い皮膚炎ですので、ヒアレインの使用を中止し、今日か明日にも眼科を受診して以前の目薬に変えてもらえば良くなると思います。また、市販の目薬や目洗浄液にも、かぶれの原因となり得る添加物が含まれていることがあるので、ご注意ください。

接触皮膚炎
QUIZ-08

口角炎治療の外用薬で発生した口元のかぶれ

38歳の女性Jさんが、内科クリニックを受診した帰りに薬局を訪れました。
処方が変更されていたので確認すると、Jさんは次のような質問をしました。

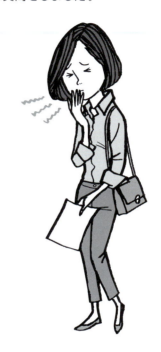

口角炎にヒルドイドを塗ったら、
ニキビみたいに赤くなっちゃって。
今日、先生に相談したら、
塗り薬が変更になりました。
「ヒルドイドの成分が原因かもしれない」
と言われたんですけど、
新しい塗り薬は大丈夫ですか。

処方箋

キンダベート軟膏 0.05%　5g
　　1日2回　口角に塗布

※ 薬歴によると、前回はヒルドイドローション（一般名ヘパリン類似物質）が処方されていた。

Q Jさんの炎症の原因となったヒルドイドローション（一般名ヘパリン類似物質）の成分は、どれだと考えられるか。

1 白色ワセリン
2 還元ラノリン
3 ジメチルイソプロピルアズレン

出題と解答　笠原 英城（日本医科大学武蔵小杉病院[川崎市中原区]薬剤部）

A ❷ 還元ラノリン

接触皮膚炎の約20%は、医薬品の外用薬が原因と考えられている。外用薬を患部に塗る行為は、湿疹やびらん、潰瘍など、通常とは異なる状態にある皮膚に化学物質を接触させることであり、アレルギー性の接触皮膚炎を引き起こしやすい。特に、アトピー性皮膚炎患者では皮膚バリアー機能が弱まっており、またステロイドを常用している場合は化学物質による感作が成立しやすいので注意が必要である。

外用薬では、主薬の均一性保持、皮膚内での拡散・移行性の確保、使用感の向上などを目的に配合される基剤（ワセリン、プラスチベース、マクロゴール、ラノリンなど）が重要な役割を果たしている。乳剤性基剤のラノリンは、羊毛表面に付着している脂肪様分泌物である。

今回のJさんの症状悪化は、ヒルドイドローションに含まれる還元ラノリンが引き起こした接触性皮膚炎であると考えられる。ある調査では、アトピー性皮膚炎患者の約5%がラノリンパッチテストで陽性を示した。また別の調査では、ラノリン類パッチテスト陽性率は4.8%～46.4%

表●ラノリンを含む主な医薬品（各薬剤の添付文書を基に編集部で作成）

精製ラノリン	アクロマイシン軟膏、アズノール軟膏、エキザルベ、オフロキシン眼軟膏、強力ポステリザン（軟膏）、スピール膏M、ソフラチュール、タリビッド眼軟膏、デルマクリンA軟膏、ネオメドロールEE軟膏、フシジンレオ軟膏、プロクトセディル軟膏、ヘパリンZ軟膏、ヘモポリゾン軟膏、ヘモレックス軟膏、メンタームQ、レダコート軟膏
加水ラノリン	バソレーター軟膏（販売中止）
ラノリンアルコール	トプシム軟膏、パッチテストパネル（S）、ヒルドイドクリーム、メサデルム軟膏
還元ラノリン	ヒフメタ軟膏・クリーム、ヒルドイドローション
ラノリン	デルスパートクリーム、フルコート軟膏、ベナパスタ軟膏

と様々であった。これらの調査結果から、軟膏基剤の中でもラノリン類が、高頻度にアレルギーを起こすことは間違いない。

ラノリン誘導物質のうち、接触皮膚炎の原因と考えられている医薬品添加物は、精製ラノリン、ラノリンアルコール、還元ラノリン、加水ラノリンの4種類である。接触アレルギー反応の陽性率はラノリンアルコールが最も高く、ラノリン中の主要なアレルゲンはアルコール分画にあると報告している文献もある。

ラノリンには医薬品添加物としての記載が義務付けられているが、医療関係者の間でその存在はあまり意識されておらず、見逃されがちである（表）。これらの外用薬は、皮膚科に限らず他の診療科からも処方されることがある。

またラノリンは物理的・化学的性質が人間の皮脂と類似しているため、医薬品のみならず化粧品、せっけんなどにも多用されているので、薬剤師が接触皮膚炎の可能性を認識しておきたい。

参考文献
1）「スキルアップのための皮膚外用剤Q&A 改訂2版」（2011、南山堂）
2）西日本皮膚科 2001;63:498-501.
3）皮膚科の臨床 2000;42:1701-4.
4）臨床皮膚科 1997;51:597-601.

こんな服薬指導を

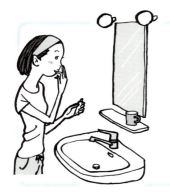

薬には、効果を表す成分のほかに、様々な添加物が含まれています。今回、先生がJさんの炎症の原因と考えたのは、「還元ラノリン」という成分だと思われます。ラノリンは本来、塗り薬を薄く滑らかに伸ばして塗れるように配合されることが多いのですが、まれにこれが原因で、かぶれやニキビができることがあります。今回、新たに処方されたキンダベート軟膏にラノリンは含まれていませんので、安心してお使いください。顔にも塗れる弱いステロイドですが、塗る場所と回数は守るようにしてください。

光線過敏症

QUIZ-09

光線過敏症を起こしやすい外用薬とは

陸上競技の練習で右足首を捻挫した16歳の男性Mさんが、近くの整形外科診療所を受診した帰りに薬局を訪れました。Mさんは処方箋を差し出しながら次のような質問をしました。

前に、湿布を使って
皮膚が真っ赤にただれたことがあると
先生に話したのですが、
今回出された湿布は
大丈夫でしょうか。

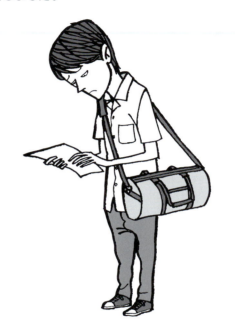

処方箋

ロキソニンテープ100mg　14枚
　　　1回1枚　右足首　1日1回、就寝前

※ 薬歴によると、Mさんにはモーラステープ（一般名ケトプロフェン）による光線過敏症の既往がある。

Q モーラステープ（一般名ケトプロフェン）のほか、光線過敏症を起こしやすいとされる外用薬はどれか。全て選べ。

1. フェルデン軟膏（一般名ピロキシカム）
2. ナパゲルン軟膏（フェルビナク）
3. ロキソニンテープ（ロキソプロフェンナトリウム水和物）
4. スレンダム軟膏（スプロフェン）

出題と解答　東風平 秀博（株式会社田辺薬局［東京都中央区］）

A

1 フェルデン軟膏（一般名ピロキシカム）
4 スレンダム軟膏（スプロフェン）

　外用薬による光線過敏症は、皮膚に残存した薬剤に光線が照射されることで出現する皮膚疾患である。急性期には紅斑、丘疹、小水疱、鱗屑などの皮疹が生じ、慢性化すると苔癬化局面を形成する。

　発症のメカニズムは薬剤によって違いがあるものの、UVA領域の紫外線（320〜400nm）の照射により、光線を吸収した薬剤が蛋白質と結合して抗原となる、遅延型アレルギー反応が原因であることが多いとされている。

　非ステロイド抗炎症薬（NSAIDs）外用薬は、頻繁に処方される薬剤であるが、時に光線過敏症が問題となる。ただし、NSAIDs外用薬の中で光感作能が特に問題となるのは、プロピオン酸系NSAIDsのケトプロフェン（商品名モーラス他）やスプロフェン（スルプロチン、トパルジック、スレンダム）、オキシカム系NSAIDsのピロキシカム（フェルデン、バキソ）など一部に限られる。

　Mさんが以前使用したケトプロフェンは、中でも光線過敏症の報告が多い。大半は、外用開始から2週間以上、1〜2カ月と比較的長い潜伏期間を経て、外用部位に一致して浮腫性紅斑、漿液性丘疹などを生じる。日光に暴露される露出部位に出現しやすい。従って、ケトプロフェン外用薬の使用中または中止後も数カ月間は、使用部位を日光に当てないよう指導することが大切である。

　さらにケトプロフェンは、チアプロフェン酸（スルガム）、スプロフェン、フェノフィブラート（リピディル、トライコア他）、紫外線吸収剤のオキシベンゾンやオクトクリレンなどと交差感作性を有することも明らかになっている。これらの物質に共通するベンゾフェノン構造が影響していると考えられており、チアプロフェン酸やスプロフェン、フェノフィブラート、オキシベンゾンやオクトクリレンを含む製品に過敏症の既往がある患者では、ケトプロフェン外用薬の使用が禁忌である。

　パップ剤、テープ剤の剤形があるロキソプロフェンナトリウム水和物（ロキソニン他）は、自然光の紫外線に含まれない221〜225nmで紫外線吸収スペクトルが極大を示すため、光感作能が低いといわれている。ロキソプロフェンの光感作性を調べた動物実験でも光感作性は認められていない。また、ロキソプロフェンパップ剤の承認時の副作用報告に光線過敏症の報告はなかった。ケトプロフェンとロキソプロフェンの交差感作性を調べた動物実験では、両者に交差反応は認められなかったとの報告もある。

　以上より、Mさんに対してはロキソプロフェン外用薬を使用しても比較的安全だと考えられる。なお、光線過敏症を起こしにくいNSAIDs外用薬には、ほかにもフェルビナク（ナパゲルン、セルタッチ他）やフルルビプロフェン（アドフィードなど）がある。露出部に外用薬を使用する場合、このような薬剤を提案することも必要であろう。

参考文献
1) Prog Med 2007;27:635-8.
2) 皮膚臨床 1996;38:1265-72.

こんな服薬指導を

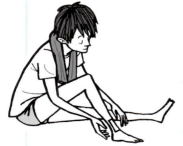

　Mさんは以前、モーラステープというお薬を使用して皮膚が赤くただれてしまったのですね。痛み止めの湿布の中には、お薬の成分と日光が反応して皮膚にかぶれを起こしてしまうものがあります。今回出されたロキソニンテープは、モーラステープと同じように痛みの原因になる炎症を抑える効き目がありますが、貼った場所に日光が当たってもかぶれを起こしにくいといわれています。先生はそのことを考慮してお薬を出されていると思います。

　ただ、もしかぶれなどの症状が出た場合は使用を中止して、私ども薬剤師にご連絡いただくか、皮膚科を受診するようにしてください。

特別収録　大谷道輝のワンポイントレッスン

光線過敏症

薬剤性の光線過敏症について情報収集を
家族や友人などからの「譲り渡し例」に要注意

　光線過敏症とは光線（紫外線）照射により引き起こされる皮膚疾患の総称です。近年、ニューキノロン系抗菌薬や非ステロイド抗炎症薬（NSAIDs）などによる薬剤性の光線過敏症が問題となっています。

　NSAIDsのケトプロフェン（商品名モーラス他）による光線過敏症（光接触皮膚炎）に関しては、久光製薬が公開しているウェブサイト「Hisamitsu サポートウェブ」内の、モーラステープのページ「安全性情報—光接触皮膚炎を防ぐために—」に、参考となる情報が掲載されています（閲覧には会員登録が必要）[1]。

　ここには、（1）発現月別件数、（2）症例紹介、（3）皮膚科専門医からのアドバイス、（4）紫外線に対する注意のポイント、（5）報告件数の推移、（6）2008年の発現月別件数と紫外線量、（7）譲り渡しに関する注意喚起——などの情報が掲載されています。服薬指導時などに活用できるので、ぜひ閲覧してほしいと思います。例えば、（7）について、本人に処方されていないにもかかわらず、家族や友人などからモーラステープを譲り受けて使用し、光接触皮膚炎が発現した症例（譲り渡し例）についての特徴などが紹介されています（**表**）。

　なおモーラステープには、紫外線吸収剤の 4 -tert-ブチル - 4'-メトキシジベンゾイルメタンが配合されています。同成分は後発医薬品には含まれていません。

　紫外線吸収剤の配合により、後発品には認められた直射日光曝露後の性状変化が、モーラステープでは認められないことが示されています[2]。また理論上、紫外線吸収剤が配合されている方が、光線過敏症の発現を抑えられる可能性が高いと考えられますが、比較データはありません。

参考文献

1) Hisamitsu サポートウェブ
（https://www.hisamitsu-pharm.jp/）
2) 薬局 2013;64:3175-9.

表　光接触皮膚炎の「譲り渡し例」の特徴（文献1より引用、改変）

> ▶ **皮疹の拡大など重症化する症例（拡大症例）が多い**
> 処方されて使用した例では、拡大症例は 8.6％だったが、譲り渡し例では 22.8％と高くなっていた。譲り渡しの場合、使用中および使用後の注意が伝えられていないことが原因と考えられる。
>
> ▶ **10代が多い**
> 譲り渡し例における光接触皮膚炎は、10代が 50.5％と最も多く報告された。この原因として、10代は家族や友人等より本剤を譲り受ける機会が多いことが考えられる。

（1995年12月から2008年12月までにモーラステープ 20mgを使用した患者を対象にした調査結果に基づく）

日経 DIクイズ　皮膚疾患篇　119

尋常性ざ瘡

QUIZ-10

ディフェリンとダラシンTの どちらを先に塗るか

21歳の女性Mさんが、皮膚科診療所を受診した帰りに薬局を訪れました。処方箋を差し出しながら、Mさんは次のように話しました。

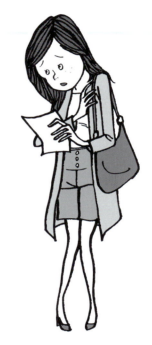

2種類の薬を処方してもらいました。
寝る前はどちらかを先に塗るよう
先生に言われましたが、
ちょっと忘れてしまって……。
どちらを先に塗るんでしたっけ。

処方箋

① ディフェリンゲル0.1%　15g
　　1日1回　就寝前　洗顔後、患部に塗布
② ダラシンTゲル1%　10g
　　1日2回　朝・就寝前　洗顔後、患部に塗布

Q ディフェリン（一般名アダパレン）とダラシンT（クリンダマイシンリン酸エステル）のうち、どちらを先に塗るとよいか。

1 どちらでもよい
2 ディフェリンを先に塗る
3 ダラシンTを先に塗る

出題と解答　**大谷 道輝**（杏雲堂病院［東京都千代田区］診療技術部）

A　❷ ディフェリン（一般名アダパレン）を先に塗る

ディフェリン（一般名アダパレン）は、2008年10月に発売された、国内初のレチノイド様作用を有する外用尋常性ざ瘡（にきび）治療薬である。臨床試験では、1日1回12週間の塗布で、非炎症性および炎症性の皮疹数が、基剤のみに比べて有意に減少したと報告されている。

この薬剤の登場と同時期に日本皮膚科学会が策定した「尋常性痤瘡治療ガイドライン」によると、非炎症性皮疹、炎症性皮疹へのアダパレンの外用が強く勧められており、推奨度は最も高い「A」であった。その後、16年に出された改訂版においても、推奨度は引き続き「A」である。

さらに、軽症～重症の炎症性皮疹には、アダパレンと抗菌外用薬の併用が推奨度「A」として強く勧められている。アダパレンが面皰（めんぽう）改善作用と抗炎症作用を、抗菌薬が抗菌作用と抗炎症作用を持つため、併用で即効性が期待できる。

実際、軽症～中等症の炎症性皮疹を持つ尋常性ざ瘡患者に対し、アダパレンとクリンダマイシンリン酸エステル（商品名ダラシンT他）併用群、クリンダマイシン単独群に分けて効果を比較したところ、12週間後、単独群では非炎症性皮疹が16.3％、炎症性皮疹が44.2％減少したのに対し、併用群ではそれぞれ42.5％、55.0％減少と、より効果が高かった。

アダパレンと抗菌外用薬が併用される場合、塗り方の指導が重要である。

アダパレンが臨床試験で顔面広範囲に塗布して効果を得ていることや、クリンダマイシンは炎症部位に局所的に塗布することを考えると、就寝前に塗布する順番は、先にアダパレンを、次にクリンダマイシンを塗布するとよいと考えられる。逆の順番で塗布すると、クリンダマイシンが不要な部分まで広がり、副作用の原因となる可能性がある。

近年の研究では、アダパレンを先に塗って、5分後にクリンダマイシンを塗布すると、クリンダマイシンの皮膚への吸収率が高まり効果的であるとの報告もある（**図**）。3分後、10分後でも併用効果が認められている。塗るタイミングについては、アダパレンを先に塗り、数分おいてからクリンダマイシンを塗る、と説明するとよいだろう。

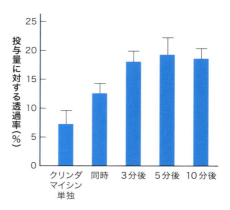

図● アダパレン併用時のクリンダマイシン皮膚透過率（文献3より）

参考文献
1) 日本皮膚科学会「尋常性痤瘡治療ガイドライン」、日皮会誌 2008;118:1893-923.
2) 日本皮膚科学会「尋常性痤瘡治療ガイドライン2016」、日皮会誌 2016;126:1045-86.
3) Indian J Dermatol Venereol Leprol. 2007;73:326-9.

こんな服薬指導を

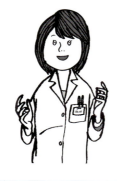

今回処方された2種類のお薬は、どちらもにきびに効果があり、併せて用いることでさらに高い効果が期待できます。ディフェリン、ダラシンTともに洗顔後に使用します。塗り方は、ディフェリンをにきびとその周囲に塗り広げて、ダラシンTは、炎症のあるにきびの部分だけに塗ります。

ディフェリンは1日1回、夜の使用で十分効果があるので、朝は洗顔後にダラシンTのみをにきびの部分に塗るようにしてください。夜は、両方とも就寝前に使用しますが、その際は、ディフェリンを先に塗って数分おいてからダラシンTを塗ってください。ダラシンTが炎症のない部分まで広がることを避けるとともに、皮膚への吸収率が高まるという報告もあります。

ディフェリン単剤と配合剤の違い

尋常性ざ瘡 QUIZ-11

尋常性ざ瘡（にきび）の治療で皮膚科診療所に通院中の17歳男性Kさんが、処方箋を持って薬局を訪れました。Kさんは処方箋を薬剤師に手渡し、次のように話しました。

> にきびの治りがあまり良くないから、塗り薬を替えてみようと先生に言われました。これまでの塗り薬と何が違うのですか。

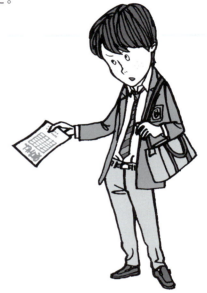

処方箋

エピデュオゲル　30g
　1日1回　就寝前
　洗顔後に顔面の患部に塗布

※ これまではディフェリン（一般名アダパレン）が処方されていたが、今回からエピデュオ（アダパレン・過酸化ベンゾイル）に変更された。

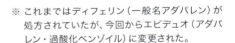

Q エピデュオ（一般名アダパレン・過酸化ベンゾイル）に関して誤っている説明はどれか。1つ選べ。

1. ディフェリン（一般名アダパレン）よりも副作用が少ないので、安心して使用できる
2. ディフェリンよりも殺菌効果が高い
3. 衣服に付くと脱色する可能性がある
4. 室温で保存できる

出題と解答 **大谷 道輝**（杏雲堂病院［東京都千代田区］診療技術部）

A ❶

尋常性ざ瘡の治療に用いる皮膚外用薬は、アダパレン（商品名ディフェリン他）、過酸化ベンゾイル（ベピオ）などの単剤に加え、配合剤の選択肢が増えている。Kさんに処方されたエピデュオ（一般名アダパレン・過酸化ベンゾイル）は、2016年11月に発売された配合剤である。同薬の登場を受け、「尋常性痤瘡治療ガイドライン」が2017年に改訂された。熟読し各薬剤の位置付けや推奨度を理解しておきたい。

さて、これら外用薬の添付文書を調べてみると、同じ主薬でも、副作用の発現頻度が大きく異なっている（表）。

最も副作用の報告が多いのはアダパレンで、第3相試験では78.9％の患者に副作用を認めている。発現頻度5％以上の副作用は皮膚乾燥（56.1％）、皮膚不快感（47.6％）、皮膚剥脱（33.5％）、紅斑（21.9％）、そう痒症（13.2％）であった。次いで多いのは過酸化ベンゾイルで、承認時までの臨床試験において43.7％に副作用を認め、頻度5％以上は皮膚剥脱（18.6％）、適用部位刺激感（14.0％）、適用部位紅斑（13.8％）、適用部位乾燥（7.4％）であった。

表●主な外用ざ瘡治療薬の副作用発現頻度（各薬剤の添付文書を基に筆者作成）

分類	商品名	一般名	剤形	発現頻度（％）
単剤	ダラシンT	クリンダマイシンリン酸エステル	ゲル	8.1
			ローション	14.0
	アクアチム	ナジフロキサシン	クリーム	1.44
			ローション	10.6
	ゼビアックス	オゼノキサシン	ローション	4.6
	ディフェリン	アダパレン	ゲル	78.9
	ベピオ	過酸化ベンゾイル	ゲル	43.7
配合剤	デュアック	クリンダマイシン・過酸化ベンゾイル	ゲル	30.6
	エピデュオ	アダパレン・過酸化ベンゾイル	ゲル	10.8

一方、エピデュオをみると、国内第3相試験（2試験）において副作用を認めたのは10.8％で、発現頻度5％以上の副作用は皮膚刺激8.0％のみと、アダパレンに比べて低い。しかし、エピデュオの製品情報概要では、副作用は10.8％ではなく、89.2％であることが示されている。これは、添付文書に記載する際の、副作用に関する製薬会社の考え方が影響している。

同薬の添付文書の使用上の注意にも「各単剤よりも皮膚刺激が発現するおそれがあるため、本剤よりも先に各単剤による治療を考慮すること」と記載されている。副作用については、製薬会社が作成している患者向け資料なども活用しつつ、十分説明する必要がある。

また、薬剤の保管条件も、単剤と配合剤で異なっている。過酸化ベンゾイル単剤の場合、高温では安息香酸に分解されるため、ベピオは凍結を避け、25℃以下で保存する必要がある。一方、同じ過酸化ベンゾイルを含有するものの、エピデュオは室温保存が可能である。

なお今回、Kさんは過酸化ベンゾイルを初めて使用するため、同薬の漂白作用について説明する必要がある。アダパレンと過酸化ベンゾイルには角質剥離作用があるので、引き続き過度な紫外線曝露を避けるよう指導することも重要である。

こんな服薬指導を

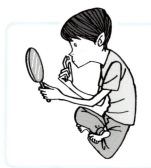

今回出されたエピデュオは、これまでお使いになっていたディフェリンに、過酸化ベンゾイルという成分を加えた塗り薬です。過酸化ベンゾイルは、にきびの原因菌に対し抗菌効果を示します。1日1回、洗顔後に、にきびの部分に塗ってください。刺激が気になる場合は、医師か薬剤師にお知らせください。色の濃い衣服にお薬が付着すると、脱色することがあるのでご注意ください。また、お薬を塗った後、強い日差しに当たらないようにしてください。

爪白癬に処方されたクレナフィン

QUIZ-12 白癬

爪白癬の治療のため皮膚科診療所に通院している
76歳の男性Kさんが、診察を受けた帰りに薬局を訪れました。
Kさんは処方箋を差し出しながら、次のような質問をしました。

> 爪白癬っていう病気、早く治らないかね。
> 孫にうつしてしまったら申し訳なくて。
> 飲み薬を飲んでいたのだけれど、
> 肝臓の具合が良くないらしく、
> やめることになってね。
> 先生は「今度は塗り薬にしてみましょう」
> って言ってたけど、
> 塗り薬で治るのかねえ。

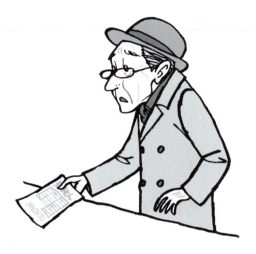

処方箋
クレナフィン爪外用液10% 4mL
1日1回 患部に塗布

※ Kさんにはこれまで、ラミシール（一般名テルビナフィン塩酸塩）が処方されていた。

Q 爪白癬治療の説明として、誤っているものを選べ。

1. エフィナコナゾール（商品名クレナフィン）の登場により、外用抗真菌薬が治療の第一選択となった
2. 外用抗真菌薬による治療は、治癒までに1年以上かかる
3. 外用抗真菌薬は経口抗真菌薬に比べて、治癒率が低い
4. テルビナフィン塩酸塩（ラミシール他）は、肝機能障害や血球減少に注意が必要である

出題と解答 **今泉 真知子**（有限会社丈夫屋［川崎市高津区］）

A 1

白癬は、皮膚糸状菌（白癬菌と総称される）による皮膚感染症である。治療には、抗真菌薬が用いられる。

従来、爪白癬に対して保険が適用されていたのは、アゾール系抗真菌薬であるイトラコナゾール（商品名イトリゾール他）とテルビナフィン塩酸塩（ラミシール他）の経口薬だけだった。しかし、爪白癬に対する外用薬として、2014年9月にエフィナコナゾール（クレナフィン）、16年4月にはルリコナゾール（ルコナック）が相次ぎ登場し、爪白癬治療の選択肢が増えた。

もっとも、爪白癬外用抗真菌薬が登場したからといって、経口抗真菌薬が第一選択薬であることには変わりはない、というのが専門家の見解である。海外のガイドラインでも、爪白癬の治療は経口抗真菌薬が基本とされている。

では、外用抗真菌薬はどのような患者に適するのだろうか。

外用薬での治癒が期待できる爪白癬の病型としては、（1）爪甲表面がもろく白濁している状態（SWO）、（2）爪甲遠位端および側縁から感染が進行するタイプ（DLSO）で軽～中等症——が挙げられる。また、肝機能障害や血球減少などの合併症がある症例や、併用禁忌薬を使用していて経口抗真菌薬を服用できないケースも外用抗真菌薬が治療の選択肢となり得る。

Kさんにはこれまで、ラミシールの経口薬が処方されていたが、同薬は肝機能障害などの副作用が起きやすい。実際、Kさんは肝機能に対する悪影響が見られたため、同薬が中止された。

今回、Kさんに処方されたクレナフィンは、トリアゾール系に分類される抗真菌薬で、真菌細胞膜のエルゴステロールの生合成を阻害することで菌の増殖を抑える。爪の主成分であるケラチンとの親和性が低く、爪の表面（爪甲）の透過性に優れることから、その下の皮膚（爪床）にまで達し、爪甲下部や爪床に存在する白癬菌に高い抗菌活性を持つ。

国際共同第3相試験（日本、米国、カナダ）および海外第3相試験（米国、カナダ）のいずれにおいても、エフィナコナゾール投与群は、外用薬基剤投与群に比べて、投与開始後52週目の完全治癒率（感染面積0％かつ真菌学的治癒の割合）など全ての有効性評価項目で有意な差が認められた。

ただし、経口抗真菌薬と比べると外用抗真菌薬による爪白癬の治癒率は低い。例えば、テルビナフィンの治癒率が46％であるのに対し、エフィナコナゾールを1年間外用した際の治癒率は15.2～17.8％と低く、対象を見極めずに外用薬を用いると、治癒率が低下する恐れがある。

クレナフィンは、薬液のボトルと一体になったはけで、皮膚との境界部も含めて、罹患している爪全体に十分に塗布する。刺激を感じることがあるので、周囲の皮膚に付着した薬液は、ティッシュペーパーや綿棒などで拭き取る。薬を塗る爪の周辺に傷がある場合は特に注意する。

また、薬剤が効いても、患部の爪には白癬菌が残っている。このため、爪白癬の治療には、足の爪が新しい爪に生え替わる1年～1年半ほどの期間がかかることを患者に十分説明しておくべきだろう。

参考文献
1) 新薬と臨床 2017;66:946-51.

こんな服薬指導を

爪白癬の飲み薬は、肝臓の働きが低下していると副作用が出やすいので、その場合は塗り薬を使います。塗り薬でもきちんと塗れば治ることが報告されています。塗り薬は、お薬の容器と一体になったはけで、爪と、その下の皮膚にも薬が行き渡るよう、皮膚との境界部分も含めて爪全体に塗ります。傷がある場合は染みるかもしれないので、そこだけ拭き取ってくださいね。

また、薬が効いても患部の爪には白癬菌が残っています。足の爪が生え替わるのには1年半くらいかかるので、根気よく治療を続けてください。

QUIZ-13 白癬

爪白癬外用薬の塗布量は

爪白癬と診断された45歳の男性Tさんが、
皮膚科診療所を受診後に来局しました。
Tさんは処方箋を差し出し、次のように話しました。

以前にも足の水虫で通院していたのだけど、
完全には治りきっていなかったようで、
今日は爪の水虫と診断されたよ。
先生から、足の水虫の時に処方した塗り薬と
同じ成分の爪用の薬を出すと言われたんだけど、
たっぷり塗った方がいいのかな。

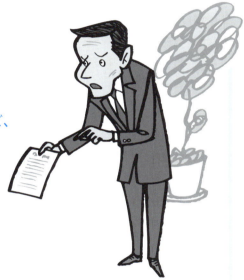

処方箋

ルコナック爪外用液5%　1本
　　1日1回　患部に塗布

Q ルコナック爪外用液（一般名ルリコナゾール）1本（3.5g）で、どれくらいの量の塗布が可能か。1つ選べ。

1. 足の親指2本の爪に塗布して1週間分
2. 足の親指2本の爪に塗布して2週間分
3. 片足5本の指の爪に塗布して2週間分
4. 両足10本の指の爪に塗布して2週間分

出題と解答　今泉 真知子（有限会社丈夫屋［川崎市高津区］）

A ❹ 両足10本の指の爪に塗布して2週間分

爪白癬は、皮膚糸状菌（トリコフィトン属）が爪に感染して発症する。国内罹患者数は約1200万人、10人に1人ともいわれる。夏に増加するなどの季節変動がないことが特徴であり、Tさんのように足白癬などが根治しておらず発症する例も多い。臨床症状として痒みなどはなく、主に爪の白色や黄色の混濁、肥厚などが挙げられる。

爪白癬の重症例には抗真菌薬の内服治療が主な選択肢であり、イトラコナゾール（商品名イトリゾール他）とテルビナフィン塩酸塩（ラミシール他）が用いられる。ただし、副作用、薬物相互作用などから、合併症が多い高齢者などには使用できない場合もある。

今回Tさんに処方されたルコナック爪外用液5％（一般名ルリコナゾール）は、2016年4月に発売された、外用の爪白癬治療薬である。14年9月にはエフィナコナゾール（商品名クレナフィン）も発売されており、近年、爪白癬治療における外用薬の選択肢が増えた。

ルリコナゾールはイミダゾール系抗真菌薬の1つであり、皮膚糸状菌に対して最小発育阻止濃度（MIC）、最小殺菌濃度（MCC）ともに高い抗真菌活性を持つ。既存製品としてルリコナゾール1％含有製剤のルリコン（外用液、軟膏、クリーム）があるが、適応は爪白癬以外の白癬である。これはルリコナゾールが爪のケラチンとの親和性が高く、爪内部へ浸透しにくいことなどが関連しているといわれる。

一方、ルコナックはルリコナゾール5％含有製剤である。爪内部への薬剤の浸透性を高め、塗布後24時間での累積透過量は、ルリコンクリーム1％の約4.2倍であった[1]。また、投与1週後から高い薬物濃度を示し、投与終了4週後においてもMICを上回る爪中薬物濃度を維持することが確認されている。同薬の作用機序はエフィナコナゾールなどと同様、真菌の細胞膜の構成成分であるエルゴステロールの合成阻害である。ラノステロール-14-α-デメチラーゼを阻害することで抗真菌作用を発揮する。

同じ爪白癬治療外用薬であるクレナフィン外用液とルコナック外用液の効果の違いは明らかではないが、クレナフィンが刷毛で塗布するのに対し、ルコナックは容器先端を直接患部に押し付けて塗布する違いがある。

製薬会社の情報によると、ルコナックは1回に1プッシュ（1押し）で約10mgの薬剤が押し出される設計である。インタビューフォームには「ワンプッシュで爪全体に薬液が広がる」とあるが、仮に1つの爪に同薬を塗布するのに2、3回（平均2.5回）プッシュしたとしても、1日1回両足全ての指の爪に同薬を塗布するのに必要な量は25プッシュ分、つまり250mgである。内容量の3.5g（4mL）を使い切るまでに、少なくとも14日間は使用できると考えられる。

皮膚糸状菌は爪甲と爪甲下に存在するため、ルコナックを使用する際には、薬剤が患部に行き渡るように爪と皮膚の境界部も含めて十分に塗布した後、皮膚に付着した薬剤は拭き取るよう指導する。

なお、同薬を塗布しても、いったん変色や肥厚した爪が元に戻るわけではないので、爪が生え替わるまで治療を続けるよう伝えることも重要である。

参考文献
1）ルコナック爪外用液 インタビューフォーム

こんな服薬指導を

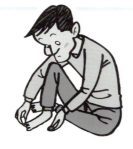

今回処方されたルコナックには、足の水虫の治療に使うルリコンと同じ成分が入っています。ただし、有効成分の濃度が高く、爪の中の白癬菌にまで浸透しやすくなっています。

お薬の効果を高めるため、爪と皮膚の境目も含めて十分に塗り、皮膚に付いた余分な薬は拭き取るようにしてください。両足の全ての爪に塗っていただいて、約2週間使用できる量が1本に入っています。爪が生え替わるまで、根気よく治療を続けてくださいね。

白癬

QUIZ-14

外用抗真菌薬の剤形の使い分け

足白癬で皮膚科診療所に通院中の45歳の男性Hさんが薬局を訪れました。外用抗真菌薬の剤形が変わっていたため確認すると、Hさんは次のように話しました。

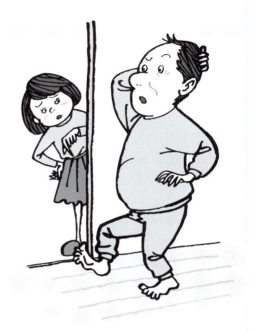

> 毎年この季節になると、
> 水虫で土踏まずの辺りが痒くなり
> お医者さんに行くのですが、
> 年ごろの娘から「うつさないで」と
> 言われるようになり困っています。
> 先生に相談したら、今までの液体の薬から、
> 同じ薬のスプレーに変わりました。
> スプレーの方が効くんですか。

処方箋

ラミシール外用スプレー1%　20g
1日1回　患部に噴霧

※ 薬歴によると、前回までは、ラミシール外用液（一般名テルビナフィン塩酸塩）が処方されていた。

Q 次の白癬の病型のうち、治療にスプレー剤が適しているのはどれか。1つ選べ。

1. 趾間型足白癬
2. 小水疱型足白癬
3. 角質増殖型足白癬
4. 爪白癬

出題と解答　今泉 真知子（有限会社丈夫屋［川崎市高津区］）

A ❷ 小水疱型足白癬

足白癬は、主に「趾間型」「小水疱型」「角質増殖型」に分類される。最も多いのが趾間型で、趾間・趾側面に落屑局面があり亀裂を伴うタイプ（乾燥型）と、趾間の付け根が白くふやけ（浸軟）、びらんを生じるタイプ（湿潤型）がある。多くは痒みを伴う。

足底の土踏まずや辺縁の比較的広い部位に小さな赤い水疱・小膿疱が見られるのが小水疱型で、趾間型に次いでよく見られる。小水疱を形成する時に強い痒みを生じる。夏季に悪化し、冬季は症状が治まるという患者が多く、これらの特徴を踏まえると、Hさんは小水疱型であると考えられる。

角質増殖型は、足底全体、またはかかとなど足底の一部の皮膚が厚く角化し、落屑性紅斑を形成する。亀裂を伴うこともあるが、瘙痒感はほとんどない。

さて、Hさんに処方されたテルビナフィン塩酸塩（商品名ラミシール他）は、アリルアミン系抗真菌薬である。この系統の薬剤はイミダゾール系抗真菌薬とは異なり、真菌細胞内のスクアレンエポキシダーゼを選択的に阻害して、スクアレンの蓄

表●外用抗真菌薬の剤形の特徴（文献1より引用）

軟膏	安全性が高いがべたつくなど使用感が悪い。びらん、浸潤している場合に適する
クリーム	浸透性が高く使用感がよい。患部が乾燥からやや浸潤している場合に適する
液・ローション	塗りやすい。乾燥した患部に適する。刺激感など副作用が多い
スプレー	病変に接触しないため、看護師などが多くの患者に塗るのに適する。乾燥した患部に適する

積並びにエルゴステロール含量の低下をもたらし、抗真菌作用を発揮するという特徴がある。

足白癬に使用する皮膚外用薬はクリーム剤が主流であるが、液剤、ローション、軟膏、スプレー剤など多くの剤形がそろっている。これらの特徴は表に示す通りで、皮膚の状態や患者の嗜好も考慮して選択する[1]。

クリーム剤は、（1）伸びが良く塗布量を調節しやすい、（2）浸軟、びらん、亀裂がある症例に適する、（3）小水疱型で水疱が破れている患部にも使用できる——などの特徴があり、趾間型、小水疱型、角質増殖型に幅広く使われる。

液剤は、（1）患部への広がりが良い、（2）べたつき感が少ない、（3）乾燥して鱗屑が多い患部にも浸透しやすい。スプレー剤は、（1）速乾性である、（2）広範囲の患部に容易に噴霧できる、（3）指先や容器が患部に触れないので感染リスクを軽減できる——などの利点がある。

液剤、スプレー剤とも小水疱型に適するとされるが、いずれも、アルコール性基剤による刺激が強いため、浸軟、びらん、亀裂がある患部には使いにくい。

なお、角質増殖型は、外用薬だけでの治癒は困難で、経口抗真菌薬を併用する。爪白癬も経口薬での治療が基本である。

参考文献
1) 真菌誌 2017;58:J35-41.

こんな服薬指導を

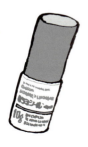

Hさんの水虫は足の裏に小さな水疱ができる小水疱型といわれるものだと思いますが、今回処方されたラミシールスプレーは、この小水疱型の水虫に適しています。また、スプレー式なので、指先や容器が患部に触れず、他の人に水虫をうつす危険性がそれだけ少ないと考えられます。Hさんがご家族への感染を気にされていたので、先生は、液体のお薬と効果がほぼ同じスプレーに変更されたのだと思います。

なお、ご家族への感染防止には日ごろの注意も大切です。できるだけ靴下やスリッパを履いたり、お風呂上がりの足拭きマットやバスタオルをご家族と別にするなど、注意してみてください。

白癬
QUIZ-15

OTC水虫薬販売時の注意点

40歳の男性Kさんが、OTCの水虫薬を買いに来局しました。
相談に応じた薬剤師が病状を確認すると、
Kさんは次のような質問をしました。

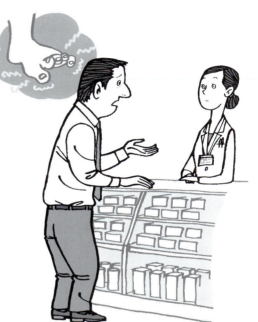

> この前、足の裏に水虫と思われる痒みを伴う水膨れができたので、医者が出す薬と同じだというクリームを塗りました。
> そうしたら一度は治ったのに、また水虫になってしまいました。
> やっぱり薬局で売っている薬は効き目が弱いのでしょうか。

※ Kさんは以前、テルビナフィン塩酸塩配合のラミシールATクリーム（指定第2類医薬品）を購入していた。

 Q Kさんへの対応として、最も適切と考えられるものはどれか。1つ選べ。

1. 再発した水虫は、OTCの水虫薬の用量では治癒が期待できないため、皮膚科の受診を勧める
2. 再発した水虫は、経口抗真菌薬の適応となるため、皮膚科の受診を勧める
3. 水虫の再発はOTCの水虫薬の不適切な使用による可能性が高いため、正しい塗り方を指導する
4. 水虫の再発は角層の深部に白癬菌が残存したことによる可能性が高いため、OTCの水虫薬の中でも角層の深部への浸透性が高い液剤の購入を勧める

出題と解答　**大谷 道輝**（杏雲堂病院[東京都千代田区]診療技術部）

A ❸ 水虫の再発はOTCの水虫薬の不適切な使用による可能性が高いため、正しい塗り方を指導する

水虫は足白癬や爪白癬の俗称であり、国内で約2450万人の患者がいると推定される。そのうち医療機関を受診する患者は2割程度で、8割は放置するか、OTC薬で自己治療しているとの調査結果がある。

表に示すスイッチOTCの水虫薬は、テルビナフィン塩酸塩やラノコナゾールなど医療用医薬品と同一の成分を含み、濃度も医療用と変わらない。これらは抗菌力が強く、角質への浸透率も高いため、爪白癬など内服薬が適応の患者でなければ、自己治療でも十分治癒する。Kさんは「一度治った」とも話しており、OTC薬の効果に問題があったとは考えにくい。

小水疱ができるタイプや趾間（指と指の間）に症状が出るタイプの水虫が再発する原因として最も多いのは、不十分な治療で白癬菌が消失せず、治療の中止後に菌が再増殖することである。実際、水虫薬の市場規模などからOTC薬で自己治療する患者の使用本数を推定した調査によると、1年間に1〜2本しか使用していない。例えば、1本（10g）で両足に2〜3週間使用できるが、この程度の使用期間では多くの自覚症状は消失するものの、白癬菌は角層に残ってしまう。

足白癬の治療では、角層のターンオーバー（新陳代謝）が28日間であることから、少なくとも1カ月の間、毎日外用薬を塗り続けなくてはならない。さらに2〜3カ月追加治療を続けるよう提唱する医師もいる。

OTCの水虫薬の添付文書には、症状がなくなった後も1カ月の間、塗布するよう記載されている。また、白癬菌は自覚症状のない部分にも存在するので、高い効果を得るためには、趾間から足裏全体に薬剤を塗布する。外用薬の吸収が高まる入浴後の塗布が効果的である。

このような治療で完治しなければ、患者の同居家族に白癬患者がおり、そこから再感染した可能性が考えられる。一方で、爪白癬などを合併することも考えられ、患者の話を聞いて必要に応じて医療機関を受診するよう勧めることも必要だろう。

表 ● 水虫治療に使われる医療用医薬品とOTC薬の例

一般名	主な商品名	
	医療用医薬品	OTC薬（リスク区分）
ミコナゾール硝酸塩	フロリードD	ダマリンL（第2類）
ブテナフィン塩酸塩	メンタックス	ブテナロック（指定第2類）
テルビナフィン塩酸塩	ラミシール	ラミシールAT（指定第2類）
ラノコナゾール	アスタット	ピロエースZ（指定第2類）
ビホナゾール	マイコスポール	新ビホナエース（第2類）

（編集部まとめ、2018年6月26日時点）

こんな服薬指導を

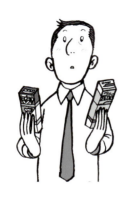

Kさんが以前使われた水虫のお薬には、医師が処方する医療用の薬と同じ濃度の成分が入っています。水虫は一度治ったとのことですので、再発したのは薬局で買った薬の効果が弱かったからではなく、治療期間が足りなかったためだと考えられます。

2週間くらいお薬を使うと症状はよくなるので治ったと思う方が多いのですが、まだ菌は足に残っています。症状が治まってからも1カ月間、毎日クリームを塗り続けることが大切です。菌は症状が出ていないところにもいますので、足の指の間から足裏全体に満遍なく薬を塗ってください。薬の吸収が高まる入浴後に塗ると効果的です。

それでも治らない場合は、ご家族から水虫がうつった可能性や、医師が処方する飲み薬でないと治らない、爪の水虫があることなどが考えられます。

白癬
QUIZ-16

オイラックスでかぶれた患者に薦めるべきOTC水虫薬

52歳の男性Mさんが、OTCの水虫薬を購入しに来局しました。
相談に応じた薬剤師が病状を確認すると、Mさんは次のような質問をしました。

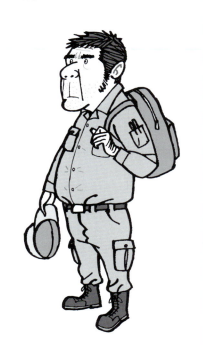

足の裏が痒くて水虫だと思うのですが、
忙しくて病院に行く時間がありません。
以前、水虫で病院にかかったことが
あるのですが、そのときの医者に
「市販でも良い水虫薬が出ているから、
薬局で薬剤師に相談して買うといい」と
言われました。
塗り薬でかぶれた経験があるので不安ですが、
私にはどの薬がよいでしょう。

※ 薬歴を確認すると、Mさんには以前、皮膚科診療所からアスタットクリーム（一般名ラノコナゾール）が処方されていた。またMさんはそれより以前に、オイラックスクリーム（クロタミトン）で接触皮膚炎を起こした既往がある。

Q クロタミトン（商品名オイラックス他）を含有しない
OTC水虫薬はどれか。1つ選べ。

1 ブテナロックⅤαクリーム（主要成分：ブテナフィン塩酸塩）
2 ラミシールプラスクリーム（テルビナフィン塩酸塩）
3 ダマリンL（ミコナゾール硝酸塩）
4 ピロエースZ軟膏（ラノコナゾール）

出題と解答　**大谷 道輝**（杏雲堂病院［東京都千代田区］診療技術部）

❹ ピロエースZ軟膏（主要成分：ラノコナゾール）

MさんのOTC水虫薬の選定に当たっては、オイラックスクリーム（一般名クロタミトン）による接触皮膚炎の既往に注意する必要がある。

鎮痒薬であるオイラックスクリームは、クロタミトンを10％含有し、国内臨床試験では、湿疹や蕁麻疹など661例のそう痒に対して492例（74.4％）で有効性を認めた。クロタミトンが皮膚に軽い灼熱感を与えるため、競合的にそう痒感が消失すると考えられている。また、クロタミトンは、水に不溶なステロイドなどの溶解補助剤として外用薬に配合されることもある。

クロタミトンを含有する医療用医薬品やOTC外用薬は多く、特に後者は、虫刺され・痒み用薬、湿疹治療薬、消炎鎮痛外用薬、水虫・たむし治療薬など数多くある。クロタミトンを含む主なOTC水虫薬のクリーム剤、軟膏剤を**表**に示す。

一方、クロタミトンは強い感作性物質であり、接触皮膚炎を起こしたとの症例報告も多い。オイラックスクリームでは、接触皮膚炎を含む過敏症の副作用が5％以上の頻度で見られた。そのため、こうした患者には、クロタミトンを含まない製品を薦める必要がある。

Mさんは以前、皮膚科医から抗真菌薬としてアスタットクリーム（ラノコナゾール）を処方されていた。それを踏まえると、この場面では、同薬と主要成分が同じで、かつ、クロタミトンを含有しないOTC水虫薬のピロエースZ軟膏（指定第2類）を薦めるのが適切だと考えられる。

なお、主要成分が同じ、医療用医薬品とOTC水虫薬は他にもある。例えば、医療用のラミシールクリームと、OTCのラミシールATクリーム（指定第2類）は、どちらも主要成分がテルビナフィン塩酸塩である。

ただし主要成分が同じでも、添加剤が異なる場合があるため注意したい。例えば、テルビナフィン塩酸塩を含むダマリングランデX（指定第2類）やメンソレータムエクシブWクリーム（同）などは、局所麻酔薬であるリドカインが配合されており、注意が必要である。

表●クロタミトンを含有する主なOTC水虫薬

テルビナフィン塩酸塩	ラミシールプラスクリーム（5％）
ブテナフィン塩酸塩	ブテナロックVαクリーム（1％）
クロトリマゾール	ピロエースWクリーム（5％）
ラノコナゾール	ピロエースZクリーム（5％）
ミコナゾール硝酸塩	ダマリンL（10％）
	ホルサ水虫軟膏（10％）
トルナフタート	コザックコートWクリーム（10％）
ビホナゾール	デシコートunクリーム（10％）
	新ビホナエースクリーム（5％）
	アトレチオンLXクリーム（5％）

（2018年6月26日時点、かっこ内はクロタミトン配合率）

参考文献
1）「現場の疑問に答える皮膚病治療薬Q&A」（中外医学社、2008）
2）皮膚病診療 2009;31:375-7.
3）皮膚病診療 2008;30:1115-8.

こんな服薬指導を

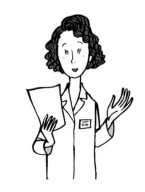

Mさんは以前、オイラックスクリームでかぶれたことがあるようですね。オイラックスクリームには、クロタミトンという痒み止め成分が含まれています。クロタミトンは痒みを抑える効果が高く、虫刺されの薬や湿疹の薬、水虫薬など多くの市販薬に配合されているのですが、中には、Mさんのようにかぶれる方もいらっしゃいます。

私どもの薬局で売っている水虫の塗り薬で、クロタミトンを含んでいないものとしては、ピロエースZ軟膏があります。Mさんにはこちらをお薦めします。痒みを抑える成分は入っていませんが、水虫の菌を殺す有効成分は、以前に病院で処方してもらったものと変わりません。患部をよく洗ってから、足全体に1日1回塗ってください。

特別収録　大谷道輝のワンポイントレッスン

白癬（水虫）

外用抗真菌薬はアルコールなどの添加物に注意
特にOTC薬の販売時は副作用歴の確認を

　外用抗真菌薬では、有効成分以外で配合されている成分に注意が必要です。ラミシール（一般名テルビナフィン塩酸塩）は、外用液、スプレーおよびクリームの剤形がありますが、外用液とスプレーにはエタノールが配合されており、刺激感に注意する必要があります。患者さんが使用時に刺激を強く感じる場合は、エタノールを含まないクリームへの変更を考慮しましょう。

　外用抗真菌薬の外用液やローションの大部分はエタノールを含有しており、副作用の発現頻度が高い傾向が認められます。これに対し、エンペシド（クロトリマゾール）、エクセルダーム（スルコナゾール硝酸塩）の外用液と、ニゾラール（ケトコナゾール）のローションは、エタノールを含んでおらず、副作用の発現頻度も低いので、覚えておくと便利です。

　爪白癬の外用薬であるクレナフィン（エフィナコナゾール）はエタノールを、ルコナック（ルリコナゾール）は無水エタノールを含んでおり、どちらも可燃性（第一石油類

危険等級Ⅱ）です。火気の近くでは使用しないように説明することを忘れないでください。

　なお、ルリコナゾールは光によって徐々に着色する性質があります。衣服に着くと黄色くなることがあるので、患者さんに合わせて説明しましょう。

　OTC水虫薬では、医療用医薬品と同じ成分のほか、使用感を良くするなどの目的で、抗ヒスタミン薬、鎮痒薬、局所麻酔薬などを配合している製品が数多くあります。OTC水虫薬によく含まれている成分を**表**に示しました[1]。痒みの強い場合や炎症の強い場合など、配合されている成分を考慮してOTC薬を選び、患者さんに薦めることも大切ですが、これらの成分でかぶれる患者さんもいます。副作用歴を確認することを忘れないでください。

参考文献

1) 大谷道輝、宮地良樹編「マイスターから学ぶ皮膚科治療薬の服薬指導術」（メディカルレビュー、2016）

表　OTC水虫薬に含まれることが多い成分（文献1より引用、改変）

抗ヒスタミン薬	クロルフェニラミンマレイン酸塩、ジフェンヒドラミン、ジフェンヒドラミン塩酸塩
鎮痒薬	クロタミトン
収斂・保護薬	酸化亜鉛
局所麻酔薬	ジブカイン塩酸塩、リドカイン
殺菌・消毒薬	イソプロピルメチルフェノール、クロルヘキシジン塩酸塩、ベンザルコニウム塩化物
角質溶解薬	サリチル酸
消炎薬	グリチルリチン酸二カリウム、グリチルレチン酸
清涼化剤	l-メントール

日経DIクイズ　皮膚疾患篇　135

蕁麻疹

QUIZ-17

アレルギーではない蕁麻疹に抗アレルギー薬？

入社1年目の会社員である23歳の女性Jさんが、皮膚科診療所を受診した帰りに処方箋を持って薬局を訪れました。病状を確認すると、Jさんは次のように話しました。

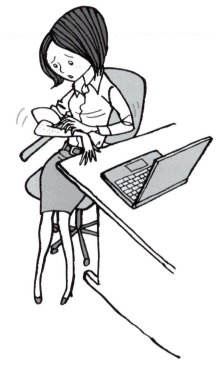

ここ3カ月くらい、毎日夕方になると
体のあちこちが痒くなって、
赤いぶつぶつが出てきます。
何かのアレルギーかと思って、今日ようやく
皮膚科の先生に診てもらったのですが、
アレルギーではなくて、
特発性の蕁麻疹だと言われました。
でも、アレグラって、
花粉症のときに飲む薬ですよね。

処方箋

アレグラ錠60mg　1回1錠（1日2錠）
　　　1日2回　朝夕食後　14日分

Q 蕁麻疹の病型のうち、最も頻度が高いとされるものはどれか。1つ選べ。

1. 特発性の蕁麻疹
2. アレルギー性の蕁麻疹
3. 接触蕁麻疹

出題と解答　今泉 真知子（有限会社丈夫屋［川崎市高津区］）

A　❶ 特発性の蕁麻疹

蕁麻疹は、痒みを伴う紅斑や局所的浮腫（膨疹）が突然出現する皮膚疾患である。真皮組織のマスト細胞が何らかの機序により活性化し、ヒスタミンをはじめとする生理活性物質が放出されることで、血管拡張（紅斑）や血漿成分の漏出（膨疹）、痒みが生じると考えられている。

マスト細胞を活性化する機序は、蕁麻疹の病型によって異なる（**表**）。よく知られるのはⅠ型アレルギー反応である。これは、体内に侵入した物質（抗原）に対して抗原特異的IgE抗体が産生され、マスト細胞に結合する。その後、再び侵入した抗原がマスト細胞表面のIgEと結合して架橋を形成することで、マスト細胞を活性化する。ただし、Ⅰ型アレルギー反応に起因するのは、③アレルギー性の蕁麻疹、④食物依存性運動誘発アナフィラキシー、⑨接触蕁麻疹——の3病型のみであり、全体の3～9％にすぎない。

最も頻度が高いのは、明らかな誘因がないにもかかわらず毎日のように膨疹が出現する特発性の蕁麻疹で、全体の約7割を占めるとされている。そのうち慢性蕁麻疹（発症から1カ月以上経過したもの）は成人女性によく見られ、夕方から夜間にかけて症状が出現・悪化する場合が多い。病態に関わる因子には、一過性の感染、食物、薬剤、疲労、IgEまたは高親和性IgE受容体に対する自己抗体などがあるが、慢性蕁麻疹の原因を特定することは困難である。

蕁麻疹の治療は一般に、(1)原因や悪化因子の除去・回避、(2)薬物療法による症状の鎮静化——が基本となるが、特発性の蕁麻疹では後者に重点が置かれる。前述のように蕁麻疹の発症にはヒスタミンの放出が関わっているため、抗ヒスタミン薬（H₁受容体拮抗薬）が治療の中心となる。中枢組織への移行性が少なく、鎮静性の低い第二世代抗ヒスタミン薬が第一選択薬となる。1～2週間継続投与して十分な効果が得られない場合は、増量したり他の抗ヒスタミン薬へ変更したりする。

抗ヒスタミン薬のみでは改善しない難治例には、H₂受容体拮抗薬やロイコトリエン受容体拮抗薬などの補助的治療薬を用いる（いずれも保険適用外）。それでも強い症状が続く場合は、副作用のリスクを十分考慮した上で経口ステロイドを用いる。

表● 蕁麻疹の病型分類

Ⅰ	特発性の蕁麻疹
	①急性蕁麻疹　②慢性蕁麻疹
Ⅱ	刺激誘発型の蕁麻疹 （特定刺激ないし負荷により皮疹を誘発することができる蕁麻疹）
	③アレルギー性の蕁麻疹 ④食物依存性運動誘発アナフィラキシー ⑤非アレルギー性の蕁麻疹 ⑥アスピリン蕁麻疹　⑦物理性蕁麻疹 ⑧コリン性蕁麻疹　⑨接触蕁麻疹
Ⅲ	血管性浮腫
	⑩特発性の血管性浮腫 ⑪外来物質起因性の血管性浮腫 ⑫C1エステラーゼ阻害因子の低下による血管性浮腫
Ⅳ	蕁麻疹関連疾患
	⑬蕁麻疹様血管炎　⑭色素性蕁麻疹 ⑮Schnitzler症候群 ⑯クリオピリン関連周期熱

参考文献

1) 日本皮膚科学会雑誌 2011;121:1339-88.
2) Credentials 2012;48:6-12.

こんな服薬指導を

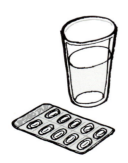

お仕事に慣れないところに蕁麻疹が出てしまって、おつらいですね。蕁麻疹には幾つかのタイプがありますが、Jさんが先生からお聞きになった特発性の蕁麻疹は、食べ物などの明らかな原因がないのに出る蕁麻疹のことです。蕁麻疹の約7割は特発性で、ストレスが関わっているとも言われています。

どのタイプの蕁麻疹も、主にヒスタミンという物質が痒みなどの症状を引き起こしているので、ヒスタミンの働きを抑えるお薬を使います。ヒスタミンはくしゃみや眼の痒みなどのアレルギー症状の原因でもあるので、Jさんのおっしゃる通り、花粉症などにも使われます。効果が出るまでに数日間かかる場合があるので、すぐに症状が治まらなくても、毎日きちんとお飲みください。

蕁麻疹

QUIZ-18

蕁麻疹患者にH₂ブロッカーが処方された理由

3カ月前から蕁麻疹の治療のために通院している72歳の男性Aさんが、皮膚科診療所を受診した帰りに薬局を訪れました。
Aさんは、処方箋を見せながら次のような質問をしました。

蕁麻疹がなかなか良くならないので、
今日から新しい薬が増えることになったのですが、
処方箋には「ガスター」と書いてあります。
このガスターというのは、
ドラッグストアで売っている
胃薬のガスターと同じものですか。
それから、先生には言わなかったのですが、
最近トイレが近くなったような気がします。
年のせいでしょうか。

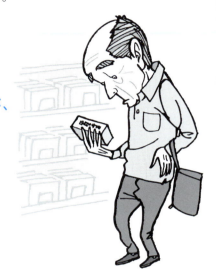

処方箋

① ペリアクチン散1%　1回0.4g（1日1.2g）
　　1日3回　朝昼夕食後　14日分

② アレグラ錠60mg　1回1錠（1日2錠）
　　ガスター錠10mg　1回1錠（1日2錠）
　　1日2回　朝夕食後　14日分

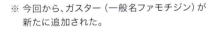

※ 今回から、ガスター（一般名ファモチジン）が新たに追加された。

Q1 Aさんに、ガスター（一般名ファモチジン）が追加処方されたのはなぜか。ただし、Aさんに胃腸障害の訴えはないものとする。

Q2 Aさんが訴える頻尿の症状が、これまで服用していた薬剤の副作用だとすると、その原因と考えられるのはどの薬剤か。

1 ペリアクチン（一般名シプロヘプタジン塩酸塩水和物）
2 アレグラ（フェキソフェナジン塩酸塩）
3 ペリアクチンとアレグラの両方

出題と解答　鈴木　篤（東京医科大学病院薬剤部）

A1　慢性蕁麻疹の症状改善を期待して処方されたものと考えられる

A2　❸ペリアクチン（一般名シプロヘプタジン塩酸塩水和物）とアレグラ（フェキソフェナジン塩酸塩）の両方

蕁麻疹は、発赤と痒みを伴う一過性の膨疹（ぼうしん）であり、症状の出現が数日間程度で終わるものを急性蕁麻疹、1カ月以上続くものを慢性蕁麻疹と呼んでいる。

蕁麻疹は、アレルギー反応などにより皮膚のマスト細胞（肥満細胞）が刺激され、そこから遊離したヒスタミンなどの化学伝達物質が、皮膚血管を拡張させたり、血管の透過性を亢進させることで起きる。従って、治療は蕁麻疹の引き金となる物質や因子の除去・回避が基本となる。

しかし、特に慢性蕁麻疹では原因が特定できない場合が多い。現実には対症療法の1つとして、抗ヒスタミン薬（H1受容体拮抗薬）が処方されるのが一般的である。通常は、これらの薬剤を2～4週間程度服用することで皮疹の出現を抑制できる。

ただし、中には抗ヒスタミン薬では症状が軽快しない場合もある。このような難治性の慢性蕁麻疹では、Aさんの例のように、ガスター（一般名ファモチジン）などのH2ブロッカー（H2受容体拮抗薬）の併用が試みられることがある。

これは、皮膚の血管内皮細胞にはH1とH2の両方の受容体が発現しており、その両者をブロックした方が、ヒスタミン刺激による皮疹の出現を効率良く抑制できるとする仮説に基づいている。

実際、国内外で難治性蕁麻疹に対する抗ヒスタミン薬とH2ブロッカーの併用療法が試みられており、有効だったと結論している報告もある。

とはいえ、H2ブロッカーには蕁麻疹の適応がなく、有用性に関するエビデンスも十分でない。Aさんのようなケースでは、患者が医師からどのような説明を受けているかを確認しつつ、必要に応じて疑義照会を行い、処方意図を確認すべきである。

一方、Aさんは頻尿の症状を訴えているが、その原因が処方薬の副作用である可能性も否定できない。トラニラスト（商品名リザベン他）など一部の抗アレルギー薬では、頻尿などを初期症状とする出血性膀胱炎や膀胱炎様症状が副作用として知られるので注意が必要である。

Aさんに処方されているペリアクチン（一般名シプロヘプタジン塩酸塩水和物）と、アレグラ（フェキソフェナジン塩酸塩）の添付文書にはいずれも、副作用症状として頻尿が記載されている。

Aさんが高齢男性であることを考慮すると、前立腺肥大症の初期症状として頻尿が出現している可能性もある。その場合、シプロヘプタジンなどの抗ヒスタミン薬の服用を続けることで、抗コリン作用に起因する尿閉が起きることも考えられる。

いずれにせよ、Aさんが頻尿を訴えていることをまず処方医に報告し、処方変更を含めた今後の対応について協議する必要があるだろう。

こんな服薬指導を

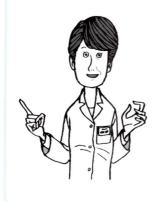

市販薬の「ガスター10」という胃薬と、今回新しく出たガスターは全く同じ成分で、どちらも胃炎や胃潰瘍の患者さんがお飲みになることが多いお薬です。ただ、このお薬は胃だけでなく、皮膚にも働いて、蕁麻疹を抑える効果もあることが分かっています。特に、Aさんのようになかなか治らない蕁麻疹の場合には、これまでのお薬と一緒に飲むことで、蕁麻疹が出にくくなることが期待できます。まずは先生の指示通りお飲みになって、様子を見てください。

それから、最近トイレが近くなったとのことですが、1日に何回くらいトイレに行かれるのか、いつ頃から回数が増えたのか、教えていただけますか。お薬の影響でそのような症状が出る場合があります。これまでのお薬を飲み続けてもいいか、先生と電話で相談してみますので、このままお待ちください。

帯状疱疹

QUIZ-19

他人にうつさないかと心配する帯状疱疹患者

帯状疱疹で皮膚科診療所を受診した63歳の女性Gさんが、薬局を訪れました。
Gさんは処方箋を差し出しながら、次のように質問しました。

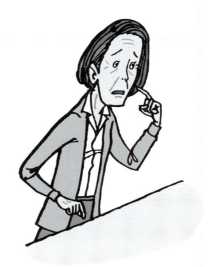

赤い水膨れができてピリピリ痛むのよ。
先生は水疱瘡と同じウイルスが原因と
おっしゃっていたけれど、
家族や他人にうつしてしまう
可能性はないのかしら。
そういえば以前、帯状疱疹にかかった友人から、
お薬が大きくて飲みにくいと聞いたわ。
飲みやすいお薬はないのかしら。

処方箋

【般】バラシクロビル錠500mg　1回2錠（1日6錠）
　　　1日3回　朝昼夕食後　7日分

Q 帯状疱疹に関する記述のうち、正しいものを全て選べ。

1. 水疱瘡未発症の乳幼児に感染させ得る
2. バラシクロビル塩酸塩（商品名バルトレックス他）は、主に肝臓で代謝を受けて消化管から吸収され、体内のウイルスを不活化させる
3. バラシクロビルは、腎機能に応じた投与量・投与間隔の調整は不要である
4. バラシクロビルには、錠剤以外に顆粒と粒状錠の剤形がある

出題と解答　後藤 洋仁（横浜市立大学附属病院薬剤部）

A

1 水疱瘡未発症の乳幼児に感染させ得る

4 バラシクロビル塩酸塩（商品名バルトレックス他）には、錠剤以外に顆粒と粒状錠の剤形がある

　帯状疱疹は、水疱瘡（水痘）を引き起こすvaricella zoster virus（VZV）の再活性化（回帰感染）によって引き起こされる。幼少期にVZVに感染した際、回復後も神経組織に潜伏感染したままとなる。通常は自身の免疫機能によって不活性化されているが、過労やストレス、加齢、免疫機能の低下など様々な誘因により再活性化され、帯状疱疹を発症するとされている。

　患者の年齢分布のピークは60代だが、20代前半でも多くみられ、男女差はない。発症率は年間1万人当たり50人程度で、水疱瘡罹患者の3割程度が、一生に1度は発症するといわれる。

　皮疹に先行して、チリチリ感やピリピリ感のような電撃刺激を自覚し、その後、赤斑を伴う小水疱が帯状に発生する。水疱は5日間程度続き、やがて、びらん、あるいは潰瘍を形成する。皮膚病変は表皮、真皮浅層に及び、その後、痂皮が形成される。

　水疱を破ると2次的な細菌感染を起こしやすくなるため、水疱部分はできるだけ触らないように患者に指導しておく必要がある。発症からおよそ3週間で治癒するが、皮膚に瘢痕が残ることがある。

　自身の持っているウイルスの再活性化であるため、帯状疱疹は他人に感染させることはない。ただし、乳幼児など水疱瘡の免疫がない者は、VZVに接触することで水疱瘡を引き起こすことがある。そのような対象が周囲にいる患者の場合、接触感染を防ぐため、患部を直接触れたり、触れた手で周囲を触らないようにするなどの指導が必要である。

　治療には抗ウイルス薬を用いる。バラシクロビル塩酸塩（商品名バルトレックス他）は、アシクロビル（ゾビラックス他）にアミノ酸のバリンをエステル結合させたプロドラッグであり、エステル結合とすることにより生体利用率を高めている。

　その作用機序は、ウイルスの核酸合成、増殖、ウイルス粒子産生を阻害するという、ウイルスの増殖を抑制する方向に働く。皮疹発症後、72時間以内に服用を開始することが望ましい。

　バラシクロビルの添付文書の「用法及び用量に関連する使用上の注意」には、腎機能に関する記載がある。同薬は主に腎臓で排泄されるため、腎機能に応じて、投与間隔の調整、もしくは減量が必要となる。

　また、バラシクロビルは1回の服用量が1000mgと、一般的な薬剤の成分量に比べて多い。1錠（500mg）当たりのバラシクロビル塩酸塩の重量は556mgと、主薬だけでも量が多く、結果として、大きな錠剤となっている。同薬は顆粒のほか、後発医薬品にゲル化粒状錠があり、直径約3.2mm×厚さ約3.3mmの粒状の錠剤が1包に含まれている。ゲル化粒状錠は名称の通り、増粘剤でコーティングされているため、少量の水と反応して、滑り性・流動性が向上し、服用しやすい。嚥下機能が低下した中高年への処方に適しているといえる。

参考文献

1) 医学と薬学 2013;70:799-804.

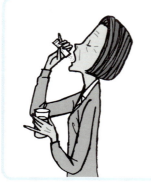

こんな服薬指導を

　通常、帯状疱疹が他人にうつることはありませんが、水疱瘡の免疫がない赤ちゃんなどは感染して水疱瘡を引き起こすことがあります。周囲への感染を防ぐために、患部を直接触れたり、触れた手で辺りを触らないようにしてください。

　今回処方されたバラシクロビルは、錠剤が大きく飲み込みにくいとおっしゃる方もおられます。錠剤のほかに顆粒と粒状錠もあります。粒状錠は直径3mm程度の粒状の錠剤で、少量の水や唾液によって粒の周りに薄いゼリー状の膜が作られる加工がしてあり、飲み込みやすくなっています。変更も可能ですが、いかがいたしましょうか。

帯状疱疹

QUIZ-20

バルトレックスがファムビルに変更された患者

70歳の男性Tさんが、近所の皮膚科クリニックを受診した帰りに、処方箋を持って薬局を訪れました。
病状を確認すると、Tさんは次のように話しました。

朝、首周りがチクチクしたので皮膚科を受診したら、先生に「帯状疱疹の再発ですね」と言われました。以前、帯状疱疹になったときにいただいたお薬は、とてもよく効いたのですが、粒が大きくて飲みにくかったことを話したら、先生から「今回出すお薬は小さいので大丈夫ですよ」と言われました。前回のお薬とどう違うのでしょうか。

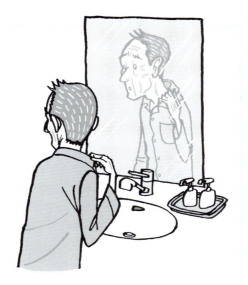

処方箋

ファムビル錠 250mg　1回2錠（1日6錠）
　　　　　1日3回　朝昼夕食後　7日分

※ 薬歴によると、Tさんには以前の帯状疱疹罹患時に、今回と同じ医師からバルトレックス（一般名バラシクロビル塩酸塩）が処方されていた。

Q ファムビル（一般名ファムシクロビル）とバルトレックス（バラシクロビル塩酸塩）の関係について、適切な記述を1つ選べ。

1. ファムビルはバルトレックスの後発医薬品
2. ファムビルはバルトレックスのプロドラッグ
3. 抗ウイルス作用を示すメカニズムがほぼ同じ
4. 添付文書上の効能・効果が同じ

出題と解答　今泉 真知子（有限会社丈夫屋［川崎市高津区］）

A ❸ 抗ウイルス作用を示すメカニズムがほぼ同じ

帯状疱疹は、水痘（水疱瘡）を起こすウイルスと同じvaricella zoster virus（VZV）によって発症する。水痘罹患、あるいは水痘ワクチン接種によって神経節内に潜伏したVZVが、再活性化することで発症するため、加齢や免疫力の低下、体力の低下、ストレス、睡眠不足などにより、再発することもある。

帯状疱疹の治療では、入院を要するような重症例でない限り、バラシクロビル塩酸塩（商品名バルトレックス他）やファムシクロビル（ファムビル他）、アメナメビル（アメナリーフ）などの経口抗ウイルス薬を処方されることが多い。

ファムビルは2008年6月に薬価収載されて以降、単純疱疹や帯状疱疹の治療に広く使われてきた。同薬は、VZVに対して増殖抑制作用を持つペンシクロビルのプロドラッグで、腸管から吸収された後に肝臓で代謝されてペンシクロビルとなる。1980年代半ばに開発されたペンシクロビルは、腸管からの吸収率が低いことが課題だった。そのためプロドラッグとして、吸収効率を高めたファムシクロビルが開発された。ファムシクロビルの生物学的利用率は77％に上る。

一方、バルトレックスは、帯状疱疹の治療薬アシクロビル（ゾビラックス）のプロドラッグである。アシクロビルは1日5回服用が必要だったが、プロドラッグ化によって体内利用率を高めたバラシクロビルでは、1日3回服用となっている。

ファムビル錠とバルトレックス錠の用法・用量は、腎機能障害がない患者の場合、どちらも1回2錠を1日3回、7日間服用する。活性代謝物が抗ウイルス作用を示すメカニズムにも大きな差はない。そして臨床試験でも、服用開始から、病変部位が完全痂皮化した人が50％に達するまでの日数はともに7日で、差は認められなかった。つまり治療効果もほぼ同等である。

ファムビルとバルトレックスの違いの1つに、錠剤の大きさがある。ファムビル錠の直径は10.1mmと小さいのに対し、バルトレックス錠は長径18.5mmと大きく、割線も入っていない。ただし、バルトレックスは錠剤のほかに顆粒や粒状錠が販売されている。

Tさんは診療時、「前回の薬は大きくて飲みにくかった」と訴えた。そこで処方医は今回、同等の治療効果が期待でき、錠剤が小さいファムビルに変更したのであろう。

なお、この2剤は、適応において違いがある。どちらも成人の帯状疱疹と単純疱疹に使用できるが、バルトレックスは、（1）造血幹細胞移植における単純疱疹の発症抑制、（2）水痘、（3）性器ヘルペスの再発抑制――にも適応がある。さらに、ファムビルは小児に対する適応がない。

ファムビルとバルトレックスの添付文書には、服用中に意識障害などが表れる可能性があるため、自動車の運転などに注意するよう説明が必要との記載がある。さらに、バルトレックスの添付文書には、腎機能低下患者や高齢者などで高い血中濃度が持続する恐れがあるので、投与中は適切な水分補給を行うよう指導する旨の記載がある。

なお、2017年に発売されたアメナリーフは、従来の薬と作用機序や代謝経路が異なる。そのため同薬の添付文書には、服用中の運転や水分補給に関する記載は特にない。

こんな服薬指導を

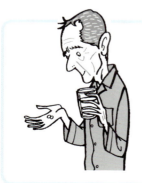

今回、先生が出されたファムビルは、前回のお薬より錠剤が小さいという特徴があります。Tさんにはこちらのファムビルの方が飲みやすいと考えて、先生は変更されたのだと思います。

前回のお薬と同じように、今回のお薬も帯状疱疹の原因となるウイルスをやっつける効果があります。1回2錠を1日3回、7日間きちんと飲んでください。

このお薬を飲んでいる間は、しっかりお水を飲むようにしてください。また、自動車の運転などはできるだけ控えてくださいね。

帯状疱疹

QUIZ-21

アメナリーフ服用時の注意点

65歳の女性Aさんが、皮膚科診療所を受診後、薬局を訪れました。
Aさんは処方箋を差し出しながら、薬剤師に次のように尋ねました。

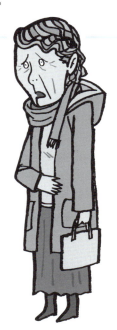

おなかの辺りが痛痒いと思ったら、
小さなブツブツができていたの。
以前、帯状疱疹にかかったことがあって、
またなってしまったみたい。
「今回は新しい薬を出すから、薬局で
飲み方をよく説明してもらってください」
と先生に言われたのだけど、
どんな薬なのかしら。

処方箋

アメナリーフ錠 200mg　1回2錠（1日2錠）
　　　　　1日1回　朝食後　7日分

Q アメナリーフ（一般名アメナメビル）の説明として
当てはまるものはどれか。全て選べ。

1 腎排泄型薬剤であり、腎機能低下患者には、用量調節を要する
2 食事の影響を受けやすいため、必ず食後に服用する
3 服用時は自動車の運転に注意する
4 薬物代謝酵素チトクロームP450（CYP）3Aで代謝されるため、併用薬などに注意が必要である

❷ 食事の影響を受けやすいため、必ず食後に服用する

❹ 薬物代謝酵素チトクロームP450（CYP）3Aで代謝されるため、併用薬などに注意が必要である

アメナメビル（商品名アメナリーフ）は、2017年9月に発売された帯状疱疹の治療薬である。帯状疱疹は、水痘・帯状疱疹ウイルス（VZV）の感染、再活性化により発症する。

既存薬のアシクロビル（ゾビラックス他）、バラシクロビル塩酸塩（バルトレックス他）、ファムシクロビル（ファムビル他）は、いずれも核酸類似体で、VZVが増殖する際に必要なDNAポリメラーゼ活性を阻害することで抗ウイルス作用を発揮する。

一方、アメナメビルは、ウイルスのヘリカーゼ・プライマーゼ複合体の活性を阻害し、二本鎖DNAの開裂（二本鎖をほどいて1本ずつにすること）とRNAプライマーの合成を抑制する。このように核酸類似体の抗ウイルス薬とは異なる作用機序を有するため、アメナメビルは既存薬とは交差耐性を示さないとされる。

もう1つの大きな違いは、アメナメビルは主に糞中に排泄される点である。核酸類似体である既存薬は腎排泄型で、腎機能が低下した患者には用量や投与間隔の調整が不可欠だが、アメナメビルは腎機能による薬物動態への影響が少ないため、クレアチニンクリアランス（CCr）に基づく用量調節が不要となっている。

加えて、既存薬の添付文書には、服用時に自動車の運転などに注意する旨の記載があったが、アメナメビルの添付文書にはそういった記載はない。さらに、1日複数回の服用が必要な既存薬に対し、アメナメビルは1日1回の服用で済む点も、患者には利便性が高いと考えられる。

注意点として、同薬は空腹時に服用すると最高血中濃度（Cmax）および血中濃度時間曲線下面積（AUC）が大きく減少してしまうため、食後に服用することが重要である。添付文書によると、食後投与に対して、空腹時投与ではCmaxが約0.64倍、AUCが約0.52倍に減少した。また、最高血中濃度到達時間（Tmax）も空腹時投与で2時間、食後投与では4時間と、食事により延長することが確認されている。

アメナメビルの主な副作用として、β-NアセチルDグルコサミニダーゼ増加、α1ミクログロブリン増加、フィブリン分解産物増加、心電図QT延長が認められている。また、頻度は低いが下痢、便秘、悪心などの胃腸障害、肝機能異常、歯周病などが報告されている。

アメナメビルは主に薬物代謝酵素チトクロームP450（CYP）3Aで代謝されることから、相互作用に注意する。特にリファンピシン（リファジン他）を服用中の場合は、両剤ともに効果が減弱する恐れがあることから禁忌となっている。

そのほか、多くの薬剤や食品が併用注意となっている。CYP3Aを阻害するクラリスロマイシン（クラリス、クラリシッド他）やグレープフルーツジュースは、アメナメビルの血中濃度を上昇させる恐れがある。一方、CYP3Aの基質となるブロチゾラム（レンドルミン他）、ニフェジピン（アダラート他）は、併用によりこれらの血中濃度が低下し得る。また、CYP3Aを誘導するリファブチン（ミコブティン）、カルバマゼピン（テグレトール他）、セント・ジョーンズ・ワートなどは、相互に血中濃度が低下し得る。これらの服用有無を確認することが重要である。

こんな服薬指導を

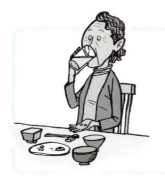

アメナリーフは、帯状疱疹の原因となるヘルペスウイルスの増殖を抑えるお薬です。以前飲まれたお薬とは異なり、1日1回の服用で済みます。ただし、おなかが空いているときに服用すると、効果が下がってしまうので、必ず、食後にお飲みください。

また、皮膚科以外でお薬をもらっていませんか。飲み合わせが悪いお薬やサプリメントがありますので、アメナリーフと一緒に服用される場合は、あらかじめ医師や薬剤師にご相談ください。

帯状疱疹

QUIZ-22

帯状疱疹後神経痛に処方された痛み止め

皮膚科診療所に通院している80歳の女性Tさんが、
娘と一緒に薬局を訪れました。
処方が変更されていたので確認すると、Tさんの娘は次のように話しました。

母は1カ月ほど前に帯状疱疹になり、
水膨れはよくなったのですが、
いまだに痛みが取れません。
帯状疱疹後神経痛かもしれないと言われ、
今日は新しい薬になりました。
これはどんな薬なのでしょうか。

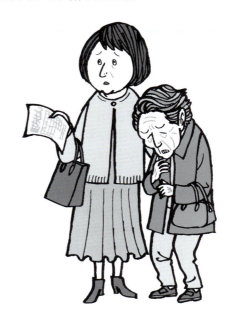

処方箋

ノイロトロピン錠4単位　1回2錠（1日4錠）
1日2回　朝夕食後　14日分

※ 薬歴によると、前回までTさんにはカロナール（一般名アセトアミノフェン）が処方されていた。

Q1 帯状疱疹後神経痛（PHN）発症のリスク因子を2つ選べ。

1. 若年者
2. 免疫抑制状態にある患者
3. 女性
4. 前駆痛（皮膚症状が出る前の痛み）が強い場合

Q2 ノイロトロピン（一般名ワクシニアウイルス接種家兎炎症皮膚抽出液）をPHNに使う場合、保険適用上はいつから処方が認められるか。

1. 帯状疱疹罹患中
2. PHN発症後いつでも
3. PHN発症後1カ月以上経過した時点
4. PHN発症後3カ月以上経過した時点
5. PHN発症後6カ月以上経過した時点

出題と解答　今泉 真知子（有限会社丈夫屋［川崎市高津区］）

A1
❷ 免疫抑制状態にある患者
❹ 前駆痛（皮膚症状が出る前の痛み）が強い場合

A2
❷ 帯状疱疹後神経痛（PHN）発症後いつでも

　帯状疱疹は、水痘・帯状疱疹ウイルス（VZV）が原因で発症する。帯状疱疹で最も問題となるのが、難治性の疼痛を後遺症として残す、帯状疱疹後神経痛（PHN）である。

　帯状疱疹の治療には、アシクロビル（商品名ゾビラックス他）、バラシクロビル塩酸塩（バルトレックス他）、ファムシクロビル（ファムビル他）、アメナメビル（アメナリーフ）などの抗ウイルス薬が用いられる。通常は、発症後2週間ほどで皮疹がかさぶたになり、それが治るにつれ痛みも消えるが、時に痛みが慢性的に続くPHNに移行することがある。

　帯状疱疹に関連する痛みは、（1）皮膚症状が出る前に起きる「前駆痛」、（2）皮疹が出ているときに起きる「急性帯状疱疹痛」、（3）皮疹が治癒した後も続く「PHN」——の3つに分けられる。前駆痛や急性帯状疱疹痛は主に皮膚の炎症による痛みであるのに対し、PHNは神経障害性疼痛であり、発症機序も治療法もそれぞれ異なる。

　帯状疱疹発症早期の前駆痛や急性帯状疱疹痛には、非ステロイド抗炎症薬（NSAIDs）やアセトアミノフェンが使用される。Tさんのような高齢者には、アセトアミノフェンが選択されることが多い。これは、治療で使用する抗ウイルス薬に腎障害を誘発させる可能性があり、腎血流量を低下させ得るNSAIDsよりも、アセトアミノフェンの方が安全と考えられるためである。

　一方、PHNには、神経障害性疼痛治療薬やワクシニアウイルス接種家兎炎症皮膚抽出液、三環系抗うつ薬、抗てんかん薬などの薬物療法や神経ブロックが行われる。

　今回処方されたノイロトロピンは、ワクシニアウイルス接種家兎炎症皮膚抽出液含有製剤である。この薬剤は下行性疼痛抑制系の活性化、ブラジキニン遊離抑制作用、末梢循環改善に基づく患部冷温域の皮膚温上昇作用を示す。

　同薬は、以前は帯状疱疹痛の発症後6カ月以上経過したPHNにしか使用できなかったが、より早期に使い始めた方がPHNの治癒を促すことができるとの考えなどから、2013年7月に関連学会の要望により添付文書の「使用上の注意」が改訂され、上記の制限はなくなり、PHN発症後いつでも使えるようになった。

　Tさんの主治医は、Tさんの痛みの原因が皮膚症状から神経障害性に移行したと判断し、ノイロトロピンを処方したと考えられる。

　なお、帯状疱疹発症中から同薬を使用する方がPHNを予防できると考える医師もいるが、適応がPHNであるため、抗ウイルス薬の投与終了後に開始した方が保険上は問題となりにくいようだ。

　帯状疱疹からPHNに移行しやすいリスク因子としては、（1）高齢者、（2）免疫抑制状態にある患者、（3）帯状疱疹による皮膚症状が重症の患者、（4）前駆痛が強い患者、（5）感覚異常がある患者——などが挙げられる。抗ウイルス薬を発症早期から投与することで、PHNの重症化を抑えられる可能性が指摘されているが、今のところ、PHNを完全に予防する方法は確立されていない。

こんな服薬指導を

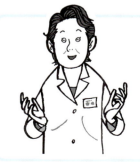

帯状疱疹による痛みには、初期の皮膚症状による痛みと、神経が傷付いて起きる痛みがあって、それぞれで使うお薬が異なります。

前回までは、皮膚症状が原因の痛みに効果があるカロナールが出されていましたが、今回出されたノイロトロピンは、神経が傷付いた痛みに効果があるとされているお薬です。先生はTさんの今の痛みが、ウイルスにより神経が傷付いたせいで生じていると考えて、お薬を変更されたのだと思います。

特別収録　大谷道輝のワンポイントレッスン

帯状疱疹

抗ヘルペスウイルス薬は、薬によって 「運転」と「水分補給」の説明が異なる

　単純疱疹や帯状疱疹の治療で用いられる抗ヘルペスウイルス薬の内服薬には、アシクロビル（商品名ゾビラックス他）、バラシクロビル塩酸塩（バルトレックス他）、ファムシクロビル（ファムビル他）、アメナメビル（アメナリーフ）があります。実は、これらの薬では「自動車運転など危険を伴う機械の操作」と「水分補給」の2点について、それぞれ注意すべきポイントが異なります（**表**）。この違いをしっかりと理解し、薬ごとに説明しなければいけません。

　例えば、アシクロビルとそのプロドラッグであるバラシクロビルの添付文書には、自動車運転などに注意するように患者に十分に説明し、特に腎機能障害患者は、患者の状態によっては従事させないよう注意することが明記されています。ファムシクロビルの添付文書にも同様に、運転注意の記載があります。

　一方、アメナメビルの添付文書には、自動車運転などに関する記載そのものがありません。これは、他の薬がいずれも腎排泄型なのに対し、アメナメビルは薬物代謝酵素チトクロームP450（CYP）3Aで代謝されることが関係しています。

　アシクロビルとバラシクロビルの添付文書には、脱水症状を起こしやすいと考えられる患者に対し薬剤投与中の水分補給を行うよう記載がありますが、ファムシクロビルとアメナメビルの添付文書にはそのような記載はありません。これは、ファムシクロビルとアメナメビルでは腎尿細管中の薬物の濃度上昇により腎障害となるリスクが低いためです。

　この2つの違いは、添付文書の「重要な基本的注意」に記載されています。見落としやすいのですが、重要なので、忘れずに患者さんに説明するようにしてください。

表　抗ヘルペスウイルス薬における添付文書の記載の違い（出典：各薬剤の添付文書）

一般名	アシクロビル	バラシクロビル塩酸塩	ファムシクロビル	アメナメビル
代表的な商品名	ゾビラックス	バルトレックス	ファムビル	アメナリーフ
自動車運転など危険を伴う機械の操作	意識障害等があらわれることがあるので、自動車の運転等、危険を伴う機械の操作に従事する際には注意するよう患者に十分に説明すること。なお、腎機能障害患者では、特に意識障害等があらわれやすいので、患者の状態によっては従事させないよう注意すること		意識障害等があらわれることがあるので、自動車の運転等、危険を伴う機械の操作に従事する際には注意するよう患者に十分に説明すること	（記載なし）
水分補給	腎障害のある患者または腎機能が低下している患者、高齢者、水痘患者※等の脱水症状をおこしやすいと考えられる患者では、本剤の投与中は適切な水分補給を行うこと		（記載なし）	（記載なし）

※アシクロビルには水痘の適応がないため、「水痘患者」はバラシクロビルのみの記述

日経DIクイズ　皮膚疾患篇　149

乾癬

QUIZ-23

乾癬治療の
ピラミッド計画とは

尋常性乾癬の治療のため病院の皮膚科に通院している73歳の男性Gさんが、
受診後に長女と一緒に処方箋を持って薬局を訪れました。
Gさんの病状を確認すると、長女が次のように話しました。

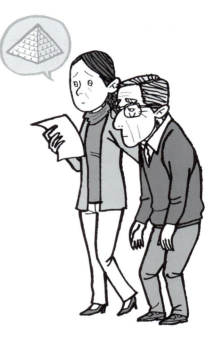

いただいた塗り薬のおかげで、
父の肌はだいぶ良くなってきました。
でも、また悪化しないかと心配です。
今日、今後の治療のことを相談したら、先生は
「乾癬の治療にはピラミッド計画という
考え方があります」とおっしゃっていました。
ピラミッド計画って何ですか。

処方箋

① ドボネックス軟膏 50μg/g　60g
　　　　1日1回　朝食後　患部に塗布
② アンテベート軟膏 0.05%　50g
　　　　1日1回　就寝前　患部に塗布

Q 尋常性乾癬の治療法「ピラミッド計画」で
用いられない薬剤はどれか。1つ選べ。

1 活性型ビタミンD₃外用薬
2 H₂受容体拮抗薬
3 生物学的製剤
4 シクロスポリン（商品名サンディミュン、ネオーラル他）
5 メトトレキサート（リウマトレックス他）

出題と解答　今泉 真知子（有限会社丈夫屋［川崎市高津区］）

A ❷

　尋常性乾癬は、慢性の炎症性皮膚疾患で、表皮細胞の異常な増殖と角化異常が特徴である。皮疹は、被髪頭部や四肢の伸側、腰臀部など刺激を受けやすい部位に好発する。

　多く行われている治療として、ステロイドや活性型ビタミンD3の外用、PUVA（psoralen ultraviolet A）療法などの光線療法、シクロスポリン（商品名サンディミュン、ネオーラル他）やレチノイド（ビタミンA）、メトトレキサート（MTX、リウマトレックス他）の内服がある。また、生物学的製剤の有用性も期待されており、これらの治療法を整理したものが、飯塚一氏が考案したピラミッド計画（図）である[1,2]。

　ピラミッドは、下からシーケンシャル療法（活性型ビタミンD3外用薬とステロイド外用薬の併用）、光線療法、レチノイド、シクロスポリン／MTX、生物学的製剤の順に重なっている。ピラミッドの底辺の長さが適応の広さと相関しており、例えばシーケンシャル療法は最も広い適応を持ち、上に位置する他の治療法との併用が可能である。

　ただし、ピラミッド計画は全ての患者がたどる治療の道筋を示したものではない。図の中でシクロスポリンの段がレチノイドと光線療法の段に食い込んでいるのは、紫外線の潜在的な発癌リスクを考慮したもので、光線療法とシクロスポリンを同時に併用しないことを表している。

　要するにピラミッド計画では、シーケンシャル療法の土台の上に、レチノイドを頂点とする山と、シクロスポリンを経て生物学的製剤に至る山の2つが乗っている。同一の山に属する治療法の組み合わせが推奨されており、異なる山にある治療法は併用しない。また2017年に発売された、経口ホスホジエステラーゼ（PDE）4阻害薬のアプレミラスト（オテズラ）も、重症例に対して処方されるようになっている。

　ステロイド外用薬は、ストロングクラス以上の薬剤を用いる。ドボネックス（一般名カルシポトリオール）などの活性型ビタミンD3外用薬は、ステロイド外用薬に比べ、寛解後に皮疹が再燃するまでの期間が長く、長期連用による患部の皮膚萎縮や毛細血管拡張などの副作用がない。一方、効果発現までに時間がかかり、皮膚刺激が多く出ることも指摘されている。

図●飯塚氏による乾癬治療のピラミッド計画（文献1より引用）

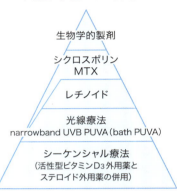

同じ山にある治療法の組み合わせが可能。
シーケンシャル療法が乾癬治療の基礎である。

　両者は互いの欠点を補う形で尋常性乾癬への効果をもたらすため、よく組み合わせて処方される。最近では、両者の配合剤であるドボベット（カルシポトリオール水和物・ベタメタゾンジプロピオン酸エステル）、マーデュオックス（マキサカルシトール・ベタメタゾン酪酸エステルプロピオン酸エステル）が発売された。アドヒアランスが悪い患者には有用と考えられる。

参考文献
1) 日皮会誌 2006;116:1285-93.
2) 日臨皮会誌 2006;23:2-6.

こんな服薬指導を

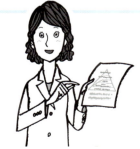

　病状が良くなっているのは何よりです。ピラミッド計画とは、乾癬の治療法を、段階的に示したものです。
　今、Gさんが続けている治療は、ピラミッドの一番下の段にあって、これは尋常性乾癬の治療の基礎となるものです。万が一、症状が悪化した場合には、2つのお薬に別の治療法を追加します。ただし、全ての患者さんがこのピラミッドの一番上の治療法までたどり着くわけではありません。症状が良くなれば、段を下ることも可能です。

乾癬

QUIZ-24

水虫と勘違いした尋常性乾癬患者

皮膚科診療所を受診した48歳の男性Hさんが、かかりつけの薬局に立ち寄りました。Hさんは薬剤師に処方箋を差し出しながら、次のように話しました。

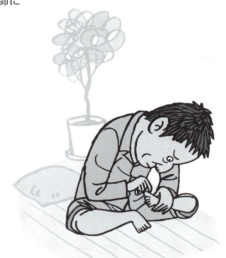

> 最近、肘や膝の皮膚が痒くて。
> 赤くなって、ポロポロと剥がれてくるんだ。
> 足の爪も白っぽいから、水虫かと思って
> 皮膚科に行ったら、尋常性乾癬という病気
> だから塗り薬を出すと言われたよ。
> 2種類の薬が1つになった
> 薬なんだってね。

処方箋

マーデュオックス軟膏　70g
　　1日1回　患部に塗布　1日1本（10g）まで

Q 尋常性乾癬の症状や治療に関する記述として、適切なものはどれか。1つ選べ。

1. 爪に症状が表れるのは非常にまれである
2. 全ての患者で紅斑や鱗屑がみられる
3. 基本的には外用薬による治療から開始される
4. 活性型ビタミンD_3製剤とステロイドは必ず併用する

出題と解答　今泉 真知子（有限会社丈夫屋［川崎市高津区］）

❸ 基本的には外用薬による治療から開始される

　乾癬は炎症角化症に分類される皮膚疾患であり、皮膚の炎症反応の亢進と表皮の代謝異常が特徴である。毛細血管の拡張により皮膚が赤みを帯び、表皮が通常の10倍以上の速度で代謝され、過剰生産された皮膚が鱗屑としてフケのように剥がれ落ちる。

　原因は明らかでなく、遺伝的素因の他にストレス、気候、喫煙、アルコール摂取、食生活などの外的因子や、糖尿病、脂質異常症、肥満などが関連するとされる。

　乾癬は尋常性乾癬、滴状乾癬、感染性紅皮症、膿疱性乾癬、関節症性乾癬の5種類に分類され、そのうち尋常性乾癬が約90％を占めるといわれる。尋常性乾癬はHさんのように、膝や肘、頭部などの刺激を受けやすい部分によく見られ、全身に広がることもある。

　さらに、尋常性乾癬患者の約60％に、手足の爪の表面の白濁、肥厚、点状や線状の凹みなどの爪症状が見られるとされている。皮膚の乾癬に特有の紅斑、鱗屑などがないため、一見しただけでは乾癬と判断しにくく、爪白癬（水虫）と勘違いする患者も少なくない。

　乾癬の治療には、外用療法、内服療法、光線療法のほか、生物学的製剤などが用いられるが、基本的には外用療法から開始される。表皮細胞の過剰な増殖を抑制する活性型ビタミンD3製剤と、炎症を抑えるステロイドが単剤投与または併用されることが多い。

　Hさんに今回処方されたマーデュオックスは、1g中に活性型ビタミンD3製剤のマキサカルシトール（MCT、商品名オキサロール他）を25μg、ベリーストロングクラスのステロイドであるベタメタゾン酪酸エステルプロピオン酸エステル（BBP、アンテベート他）を0.5mg含有する配合剤である。MCT単独では通常1日2回、BBP単独では1日1〜数回塗布するが、マーデュオックスは1日1回塗布での治療効果が確認されている。

　同様の配合剤としては、活性型ビタミンD3製剤のカルシポトリオール（ドボネックス）と、ステロイドであるベタメタゾンジプロピオン酸エステル（リンデロン-DP他）を配合した、ドボベットがある。

　マーデュオックスのインタビューフォームによると、基剤の配合などにより、同薬の経皮吸収性と製剤中のMCT、BBPの含有量は、MCT軟膏とBBP軟膏を単剤使用した場合と同程度で、かつ約30カ月の安定性があることが確認されている。単剤をそれぞれ1日数回塗布する方法に比べ、患者のアドヒアランス向上も期待される。

　マーデュオックスの1日当たりの使用量は、最大でチューブ1本分相当の10g（MCTとして250μg）と定められており、服薬指導時には1日の使用量がチューブ1本を超えないよう患者に伝える。特に患部が広範囲にわたる場合、薬剤が足りなくならないよう注意を促す。

　重大な副作用としては、活性型ビタミンD3製剤に特徴的な高カルシウム（Ca）血症が考えられる。同薬の国内臨床試験の安全性評価対象（166人）で報告された副作用で最も多かったのは血中コルチゾールの減少（2.4％）であったが、血中Ca値の上昇も報告されている。同薬使用中の患者には口渇、倦怠感、脱力感などがないか確認したい。

こんな服薬指導を

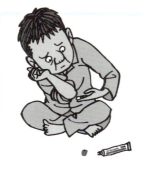

爪が白っぽくなるといった症状は水虫などと見間違えがちですが、尋常性乾癬の患者さんの約6割で、爪にも症状が表れるといわれています。

今回処方されたマーデュオックスは、皮膚の細胞の増殖を抑える薬と、炎症を抑える薬の2種類が混ざった塗り薬です。2つの薬をそれぞれ塗るのに比べて、マーデュオックスは1日1回、患部に塗っていただくだけで済みます。1日にチューブ1本分以上使うことのないように塗り広げてください。もし使用後に口の渇きやだるさを自覚したら、医師や薬剤師にご相談ください。

乾癬治療薬オテズラの使用上の注意点

尋常性乾癬のため、皮膚科クリニックに通院している47歳の男性Kさんが、受診後に薬局を訪れました。Kさんは、処方箋を差し出しながら、次のように話しました。

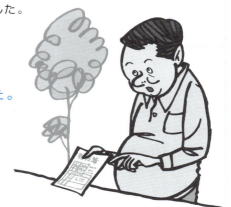

今日から、新しい飲み薬を試すことになりました。先生から、「この薬は飲む量を少しずつ増やしていく必要があります。飲み方については、薬局でよく説明を聞いてください」と言われました。

処方箋

① オテズラ錠 10mg　1回1錠（1日1錠）
　　1日1回　朝食後　1日分
② オテズラ錠 10mg　1回1錠（1日2錠）
　　1日2回　朝夕食後　1日分
③ オテズラ錠 10mg　1回1錠（1日1錠）
　　1日1回　朝食後　1日分
④ オテズラ錠 20mg　1回1錠（1日1錠）
　　1日1回　夕食後　1日分
⑤ オテズラ錠 20mg　1回1錠（1日2錠）
　　1日2回　朝夕食後　1日分
⑥ オテズラ錠 20mg　1回1錠（1日1錠）
　　1日1回　朝食後　1日分
⑦ オテズラ錠 30mg　1回1錠（1日1錠）
　　1日1回　夕食後　1日分
⑧ オテズラ錠 30mg　1回1錠（1日2錠）
　　1日2回　朝夕食後　9日分
⑨ ドボベット軟膏　90g
　　1日1回　両腕、両足に塗布

①→②→③→④→⑤→⑥→⑦→⑧の順にスターターパックの薬剤を服用する（計14日分）

Q オテズラ（一般名アプレミラスト）に関する説明で正しいものを全て選べ。

1 ステロイド外用薬などで十分効果を得られない患者で、皮疹が体表面積の20%以上に及ぶ患者に投与する
2 副作用軽減のため、投与量を漸増する
3 腎機能障害患者でも、減量は必要ない

出題と解答 荒井 玲美（日本調剤株式会社［東京都千代田区］）

A ❷ 副作用軽減のため、投与量を漸増する

乾癬治療薬のアプレミラスト（商品名オテズラ）は、低分子の経口ホスホジエステラーゼ（PDE）4阻害薬である。

乾癬患者の免疫細胞や表皮組織では、サイクリックAMP（cAMP）を不活性型のAMPに分解する酵素であるPDE4が過剰に発現している。そのため、細胞内のcAMP濃度が低下し、腫瘍壊死因子（TNF）-α、インターロイキン（IL）-23、IL-17などの炎症性サイトカインの産生が亢進している。アプレミラストがPDE4を阻害してcAMP濃度を高めることで、皮膚や関節の炎症反応を抑制すると考えられている。

乾癬の治療法は、（1）外用療法、（2）紫外線療法、（3）内服療法、（4）生物学的製剤——の大きく4つがあるが、アプレミラストは既存薬とは異なる作用機序を有する。

添付文書の「効能又は効果に関連する使用上の注意」に、（1）ステロイド外用薬などで十分な効果を得られず、皮疹が体表面積の10％以上、（2）難治性の皮疹または関節症状を有する——のいずれかを満たす患者に投与するとされている。そのため、皮疹の範囲や面積を定期的に

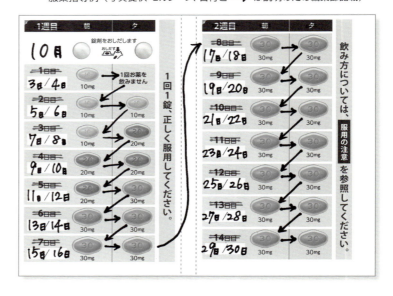

写真●重度の腎機能障害患者に対するオテズラのスターターパックを用いた服薬指導例（写真提供：セルジーン、日付と ➡ は説明のため編集部記載）

確認し、薬歴に記載しておくとよい。

アプレミラスト投与時の留意点として、悪心、下痢、嘔吐などの副作用が挙げられる。これらの消化器症状の発現を低減させるため、添付文書に投与開始時は漸増投与を行うよう記載されている。その漸増投与を簡便に行うためのスターターパックが用意されており、朝と夕に服用すべき薬剤がパッケージされている。

ただし、クレアチニンクリアランスが30mL/分未満である重度の腎機能障害患者の場合、曝露量が健康成人の約2倍と報告されており、アプレミラスト30mgを1日1回投与すると曝露量がおおむね同程度になると推測されている。そこで、添付文書では減量を考慮し、慎重に投与することとしている。そういった腎機能障害患者には、スターターパックに日付や矢印を記入し、服用する順番を示すとよい（**写真**）。

こんな服薬指導を

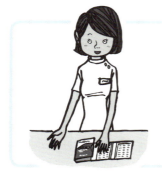

今回処方されたオテズラというお薬は、下痢や吐き気などの症状を出にくくするため、10mgから飲み始め、20mg、30mgと徐々に量を増やしていきます。このパックの順番通りに明日は朝だけ1錠飲み、明後日からは朝と夕に1錠ずつお飲みいただきます。順番通りに正しく1錠ずつ飲んでいけば、お薬の量も増えるようになっていますので、ご安心ください。お薬を飲んでいつもと違う症状がありましたら、先生か私どもにご連絡ください。

乾癬
QUIZ-26

コムクロシャンプーの使い方

尋常性乾癬のため、病院の皮膚科に通院している
31歳の男性Wさんが、受診後に処方箋を持って薬局を訪れました。
Wさんは処方箋を差し出しながら、次のように話しました。

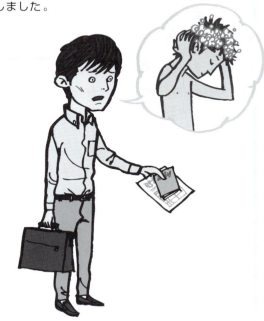

前にもらっていた薬は塗りにくい上、
朝塗ると髪がベトベトするので、
あまり使っていませんでした。
先生に相談したら、
「シャンプータイプの新しい薬があるから、
使ってみましょう」と言われました。
シャンプーするだけで
本当に効果があるのですか。

処方箋

① コムクロシャンプー 0.05%　125mL
　　1日1回　頭皮に塗布
② ネオーラル 50mg カプセル　1回2カプセル（1日4カプセル）
　　1日2回　朝夕食後　14日分

※ 薬歴を確認すると、前回までアンテベートローション（一般名ベタメタゾン酪酸エステルプロピオン酸エステル）が処方されていた。

Q コムクロシャンプー（一般名クロベタゾールプロピオン酸エステル）の使用上の注意点として、正しいものを選べ。

1. 頭皮に擦り込むように塗布する
2. 真皮に浸透させるために、塗布後15分間待って洗い流す
3. 頭髪を濡らしてから塗布すると効果が低下する
4. 使用後に通常のシャンプーやリンスを併用してもよい

出題と解答　東風平 秀博（株式会社田辺薬局［東京都中央区］）

A ❹ 使用後に通常のシャンプーやリンスを併用してもよい

乾癬は、表皮細胞の増殖・分化異常、活性化T細胞を主体とする炎症細胞浸潤および血管増生を特徴とする炎症性角化症であり、寛解と増悪を繰り返しながら経過する難治性の皮膚疾患である。中年以降に発症することが多く、我が国の患者数は約10万人いると考えられている。

症状としては、頭や肘、腰など、刺激を受けやすい部位に、銀白色の鱗屑（フケ）を伴って盛り上がった赤い発疹ができる。特に毛が皮膚をこする頭部にできやすいといわれる。

乾癬の約9割を占める尋常性乾癬には、全身性の副作用が少なく、軽症から重症まで適応範囲が広い外用療法が基本的な治療として行われるが、頭皮は毛髪が邪魔をして薬を塗ることが難しい。

コムクロシャンプー（一般名クロベタゾールプロピオン酸エステル）は、無色〜微黄色の半透明の液剤で、とろみがあるシャンプータイプであるため、頭皮に塗りやすいのが特徴だ。

頭皮は薬剤の吸収率が高く、本剤のようなストロンゲストクラスのステロイドを含有する外用薬の場合、皮膚萎縮などの副作用が懸念される。そのため、塗布してから15分後に洗い流すという短時間接触療法（Short Contact Therapy：SCT）で使用することとされている。

コムクロシャンプーのヒト皮膚組織への透過性試験（in vitro）では、同薬を$10mg/cm^2$の用量で16時間塗布したところ、角質を含む表皮中からは塗布したクロベタゾールの19％が検出された。

一方、添付文書にある用法・用量に従って塗布後15分間で除去した場合は、塗布量の0.1％と少なく、SCTによる安全性が裏付けられている。なお、いずれの場合も真皮からは検出されなかった。

使い方としては、1日1回、手のひらに500円玉大の薬剤を取り、乾いた頭皮の患部を中心に適量を塗る。そのため、薬を塗る前に頭髪は濡らさないように指導しておく。患部が頭皮全体に及ぶ場合、500円玉3個分の量が塗布量の目安である。

臨床試験では、乾燥した髪に塗布して15分間置いた群と、濡れた髪に塗布して10分間置いた群を比較したところ、治療効果に有意差はなかった。だが、濡れた頭皮に塗布すると、液垂れして薬液が目に入り、ステロイドによる緑内障や白内障を来す恐れがあるため、乾いた頭皮に塗布することとされている。

薬剤は指の腹で患部になじませ、15分経ったら、頭皮にお湯や水を掛けてよく泡立ててから、すすいで洗い流す。この時、液剤をゴシゴシと擦り込むと、正常な皮膚を引っ掻いて皮疹を広げてしまうことがあるため（ケブネル現象）、爪を立てずに優しくなじませるように指導する。

患者には、頭痛、目のかすみ、目の痛み、発疹などがあったときには、使用をやめてすぐに受診するように伝えておく。

また、薬剤を洗い流すために、他のシャンプーを合わせて使用する必要はないが、頭髪の手入れのために市販のシャンプーやリンスを併用しても構わないとされている。こうしたシャンプーなどについて医師から別途指導されているかどうかを確認して、指導に当たることも重要である。

こんな服薬指導を

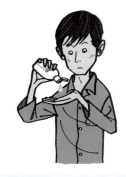

コムクロシャンプーは、炎症を抑える成分が含まれたシャンプータイプのお薬です。薬が目に入らないように、髪が乾いた状態で塗る必要があります。

500円玉の量を手のひらに取って、皮疹のある部分に指で優しくなじませます。頭皮を引っ掻くと症状が広がることがあるので、爪を立てないようにしましょう。なじませたら15分待ってお湯をかけて、シャンプーのように泡立ててすすいでください。

先生から特に言われていなければ、その後に普段お使いのシャンプーやリンスを使って構いません。使用後に頭痛や目のかすみなど、いつもと違う症状がありましたら、ご相談ください。

褥瘡

QUIZ-27

褥瘡のタイプによる外用薬の使い分け

自宅で寝たきり状態の80歳の女性Jさんの義理の娘が、Jさんの処方箋を持って薬局を訪れました。今日は褥瘡治療のため訪問診療を受けたそうで、娘さんは薬を受け取りながら、次のように話しました。

うちのお義母さんは2年前に腰の骨を折って以来寝たきりで、このところ食も細くなってきたので心配です。その上、床ずれができてしまい、私のお世話が至らないせいかしらと悩んでいて……。早く良くなってほしいです。
この軟膏、ご近所の方が使っている薬と違うのですが、このお薬で本当に治るのでしょうか。

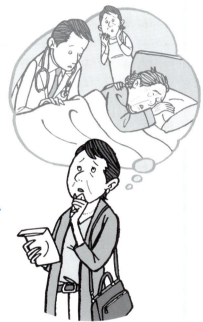

処方箋

① プロスタンディン軟膏 0.003%　50g
　　1日2回　患部に塗布

② ラコールNF配合経腸用液　1回200mL（1日200mL）
　　1日1回　夕食後　14日分

※ 訪問看護師からの情報によると、Jさんの褥瘡は肉芽形成を促進させる必要があり、外用薬が処方された。

Q1 Jさんの褥瘡は、どのような状態と考えられるか。2つ選べ。

1. 滲出液が多く出ている
2. 滲出液が少ない
3. 感染がある
4. 感染がない

Q2 プロスタンディン軟膏（一般名アルプロスタジルアルファデクス）以外に、Jさんの褥瘡に向く外用薬はどれか。1つ選べ。

1. アクトシン軟膏（ブクラデシンナトリウム）
2. カデックス軟膏（カデキソマー・ヨウ素）
3. オルセノン軟膏（トレチノイントコフェリル）
4. ブロメライン軟膏（ブロメライン）

出題と解答 今泉 真知子（有限会社丈夫屋［川崎市高津区］）

A1 2 滲出液が少ない　　4 感染がない

A2 3 オルセノン軟膏（一般名トレチノイントコフェリル）

褥瘡は、身体に外力が加わることで、骨と皮膚表層の間の軟部組織の血流が低下あるいは停止し、組織が可逆的な阻血性障害に陥るために生じる。阻血性障害以外に、再灌流障害、リンパ系機能障害、細胞・組織の機械的変形が複合的に関与しているとも考えられている。

褥瘡を起こした皮膚病巣には、外用薬を用いる。外用薬には多くの種類があり、創の状態や種類に応じた選択が必要であるが、着目すべきは創の深さである。

浅い褥瘡では、創面を外力から保護し、適度な湿潤環境を保つことで、皮膚の再生を図る。一方、深い褥瘡の場合は、壊死した組織を取り除いた上で、滲出液を減少させ、肉芽形成を促し、創を縮小、閉鎖させることが必要となる。

外用薬を選択する際は、基剤が大きく影響する。基剤には疎水性と親水性があり、疎水性は油脂性基剤である。親水性はさらに乳剤性基剤（クリーム基剤）、水溶性基剤、懸濁性基剤（ゲル基剤）に分けられる。

「褥瘡予防・管理ガイドライン（第4版）」では、創に滲出液が多い場合、水溶性基剤の軟膏で滲出液吸収作用のあるカデキソマー・ヨウ素（商品名カデックス他）、精製白糖・ポビドンヨード（ユーパスタ、ソアナース他）の使用を勧めている[1]。

Jさんに処方されたプロスタンディン軟膏（一般名アルプロスタジルアルファデクス）は油脂性基剤であり、Jさんの褥瘡は、滲出液が少ない状態であると考えられる。油脂性基剤や水分含有率の低い乳剤性基剤の軟膏は、創を保護し、保湿するのに適している。

滲出液が少なく、創に感染がある場合は、感染抑制作用のあるスルファジアジン銀（商品名ゲーベン）が勧められる[1]。プロスタンディン軟膏には感染抑制成分は含有されていないため、Jさんの褥瘡に感染はないと考えられる。

プロスタンディン軟膏は、血管新生・表皮形成促進作用があり、肉芽形成、創の縮小が期待できる。

肉芽形成を促進させる場合、前述のガイドラインでは、推奨度Bでアルクロキサ（イサロパン、アルキサ）、トラフェルミン（遺伝子組換え、商品名フィブラスト）、トレチノイントコフェリル（オルセノン）、精製白糖・ポビドンヨードを、推奨度C1でアルプロスタジルアルファデクス（プロスタンディン）、ブクラデシンナトリウム（アクトシン）、リゾチーム塩酸塩の使用を勧めている[1]。

Q2の選択肢のうち、アクトシン軟膏、カデックス軟膏、ブロメライン軟膏（一般名ブロメライン）は、いずれも水溶性基剤だが、オルセノン軟膏は水中油型の乳剤性基剤である。従って、Jさんに適しているのはオルセノン軟膏である。選択肢にはないが、トラフェルミンも適していると考えられる。

参考文献
1) 日本褥瘡学会「褥瘡予防・管理ガイドライン（第4版）」

こんな服薬指導を

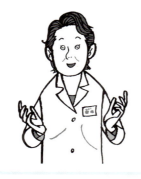

お義母さまのお世話、本当に大変ですね。床ずれには全身の栄養状態も関係しますので、今回処方されているラコールで栄養を補給すると、床ずれも良くなっていくと思います。

軟膏には様々な種類があり、床ずれのタイプで使い分けられています。プロスタンディン軟膏は、お義母さまのように、ジクジクした液が出ておらず、感染も起こしていない場合に向いています。ご近所の方とお薬が違うのは、床ずれのタイプが違うためでしょう。使い方は、1日2回くらい、患部を消毒後にガーゼに軟膏を伸ばして貼るか、直接塗ってからガーゼで保護するようにしてください。

褥瘡

QUIZ-28

フィブラストスプレーの使い方

脳梗塞で寝たきりになり、自宅で薬剤師による居宅療養管理指導を受けている80歳の女性Cさんの娘が、薬局に電話をかけてきました。Cさんの娘は薬剤師に、次のような質問をしました。

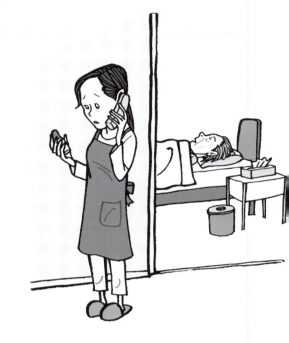

> フィブラストスプレーという薬の使い方が分からなくてお電話しました。おかげさまで、お尻の骨の辺りの褥瘡はだいぶ良くなっています。
> さっき訪問看護師さんから、そろそろフィブラストスプレーを使ってくださいと言われたんです。どのように使えばいいか、教えてもらえませんか。褥瘡は今、直径4cmくらいになっています。

処方箋

① ラコールNF配合経腸用液　1回400mL（1日1200mL）
　　1日3回　朝昼夕　28日分
② フィブラストスプレー250　2本
　　1日1回　患部に噴霧

 Q1 フィブラストスプレー（一般名トラフェルミン）の説明に関して正しいものを1つ選べ。

1. 患部から約3cm離して噴霧する
2. 噴霧後はすぐに患部をガーゼで覆う
3. 常温で保管可能である
4. 溶解液に溶かした後は2週間以内に使い切る

 Q2 褥瘡の直径が4cmである場合、フィブラストスプレーの噴霧回数は何回が適切か。

1. 2回
2. 3回
3. 4回
4. 5回

出題と解答　今泉 真知子（有限会社丈夫屋［川崎市高津区］）

A1　❹ 溶解液に溶かした後は2週間以内に使い切る
A2　❹ 5回

　在宅医療が広がる中、褥瘡の処置や治療に関して、患者家族が不安になるケースがある。

　褥瘡は、体の同一部位に長時間持続的に圧力がかかることで血行障害が生じ、阻血性壊死を来すために生じるとされる。仙骨部、外踝部、腸骨部など、仰臥位や側臥位で圧力がかかりやすい場所に発生しやすい。今回のCさんのように、褥瘡が仙骨部にできる割合は全体の50％以上といわれている。

　褥瘡の経過は、発生から順に急性期、黒色期、黄色期、赤色期、白色期と5段階に分かれ、各時期で用いる薬剤が異なる。Cさんの褥瘡は回復中だとして、訪問看護師がトラフェルミン（遺伝子組換え、商品名フィブラスト）を使うよう家族に話していることから、赤色期か白色期であると考えられる。

　なお、黒色期～黄色期はカデキソマー・ヨウ素（カデックス）、デキストラノマーポリマー（デブリサンペースト［特定保険医療材料］）、精製白糖・ポビドンヨード（ユーパスタ、ソアナース他）、スルファジアジン銀（ゲーベン）などが、赤色期～白色期ではトラフェルミン以外に、プロスタグランジンE1製剤（プロスタンディン）、トレチノイントコフェリル（オルセノン）、ブクラデシンナトリウム（アクトシン）などが使用される。また、栄養管理も早期回復に重要な要素である。

　トラフェルミンはヒト塩基性線維芽細胞成長因子（FGF）製剤であり、血管新生作用および線維芽細胞増殖促進作用によって新生血管に富んだ良性の肉芽を形成する。治癒期間短縮で有用性が認められており、褥瘡以外にも熱傷や下腿部潰瘍に使用されている。

　使用方法は、添付の溶解液を全量、薬剤入りのガラス瓶に入れて溶解させ、スプレーノズルを装着する。最初のみ5回、空押しして薬剤が出るのを確認する。これを清拭した潰瘍面に1日1回噴霧する。

　噴霧の方法は褥瘡の直径が6cm以内かそれ以上かで異なる。

　直径6cm以内なら、潰瘍面から約5cm離し、噴霧する位置を変えずに5回噴霧する。位置を変えないのは、5cm上から噴霧すれば、薬剤が直径6cmの円状に広がるからである。直径6cm以上なら、2カ所またはそれ以上に分けて、上記と同様の方法で5回ずつスプレーする。この場合、2カ所目またはそれ以降のスプレーは、既にスプレーした面とできるだけ重ならないようにする。

　スプレー後は患部を30秒程度静置し、薬剤がなじむのを待ってからガーゼで覆う。なお、目、鼻、口など粘膜への噴霧は絶対に避ける。

　同薬は凍結を避け、冷蔵庫内など10℃以下で保管する。薬剤安定性の観点から、溶解液に溶かした後は2週間以内に使い切る必要があるため、患者宅での長期保管に注意する。

参考文献
1) 日本褥瘡学会「褥瘡予防・管理ガイドライン（第4版）」

こんな服薬指導を

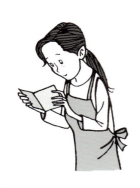

　ご質問のフィブラストスプレーは、潰瘍の部分に直接噴霧するお薬です。付属の溶解液をお薬のガラス瓶に全部入れて薬を溶かし、スプレーを取り付けて使います。最初だけ、5回空押ししてください。

　スプレーする際は、褥瘡の真ん中を狙い、5cmほど離して同じ場所で5回スプレーしてください。5cm離してスプレーすると、直径6cmまでお薬が広がりますので、直径が4cmの褥瘡はこれでカバーできます。スプレー後は30秒ほど置き、お薬がなじむのを待ってから、褥瘡をガーゼで覆ってください。開封したお薬は冷蔵庫で保管して、2週間までお使いいただけます。

　もし何か分からないことがありましたら、いつでもご連絡ください。

肝斑

QUIZ-29

顔のしみを消失させる薬剤とは

皮膚科診療所を受診した30歳の女性Sさんが、
処方箋を持って薬局を訪れました。
病状を確認すると、Sさんは次のような質問をしました。

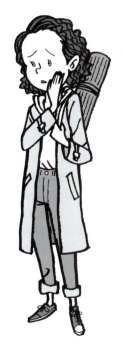

今日は体に湿疹ができたので受診しました。
湿疹はすぐに良くなるので心配ないと先生は
おっしゃっていました。
今回、処方してもらった薬は、
顔にできているしみを薄くする効果もあると
いうことでした。私の場合、「肝斑」というタイプの
しみだそうで、以前から気になっていました。
この薬にはどんな効果があるのでしょうか。

処方箋

① アレロック錠5　1回1錠（1日2錠）
　　1日2回　朝夕食後　3日分
② トランサミンカプセル250mg　1回2カプセル（1日6カプセル）
　　シナール配合錠　1回2錠（1日6錠）
　　ユベラ錠50mg　1回1錠（1日3錠）
　　1日3回　朝昼夕食後　14日分

Q Sさんに処方された4種類の薬剤のうち、
肝斑に効果があるものはどれか。全て選べ。

1 アレロック（一般名オロパタジン塩酸塩）
2 トランサミン（トラネキサム酸）
3 シナール（アスコルビン酸・パントテン酸カルシウム）
4 ユベラ（トコフェロール酢酸エステル）

出題と解答　渋谷 泰史（有限会社アイ調剤薬局［東京都中央区］）

2 トランサミン（一般名トラネキサム酸）
3 シナール（アスコルビン酸・パントテン酸カルシウム）
4 ユベラ（トコフェロール酢酸エステル）

　肝斑は、30〜40代女性の顔面の頬骨の上、目尻の下にできる左右対称性の褐色斑である。患部では表皮細胞のメラニン色素の増加が観察されるが、炎症反応は認められない。痒みなどの自覚症状はないものの、外見上気にする患者がいる。

　肝斑は妊娠時の卵胞ホルモンの増加、経口避妊薬の服用時、MSH（メラニン細胞刺激ホルモン）の増加などの内分泌変調により発症すると考えられるが、その機序は十分に解明されていない。しみは肝斑のほかに、老人性色素斑、炎症後の色素沈着などの場合があるが、しみを主訴として受診した患者の約半数が、肝斑であるといわれている。

　治療には、ビタミン（C、B$_2$、B$_6$、E）やL-システイン（商品名ハイチオール）が投与されることが多い。しかし、それらの服用だけでは、患者が満足するレベルまで消失することは少ないようである。

　トラネキサム酸（トランサミン他）は、線維素線溶亢進が関与する異常出血や湿疹、蕁麻疹、薬疹などを適応とする抗プラスミン薬だが、肝斑にも効果を示す。湿疹でトランサミンを処方された患者でしみが消失した臨床例が複数報告されている。

　2007年に発売されたトラネキサム酸含有のOTC薬で、肝斑への適応があるトランシーノの臨床試験では、99人の肝斑患者に8週間投与して、改善36.4％、やや改善40.4％であったことが報告されている。

　トラネキサム酸の肝斑に対する薬理作用については、抗プラスミン作用により、メラノサイト周辺でのメラノサイト活性因子（プラスミン）の産生を抑制する結果、色素沈着部位で亢進したメラノサイト合成系が定常レベルまで抑えられるのではないかと考えられている。

　ビタミンCとビタミンEは、両者が持つ還元作用から肝斑の治療で併用されることが多い。色素沈着の原因であるメラニンは、メラノサイトのチロシンが酸化され、ドーパキノンという中間物質を経て生成されるが、ビタミンCとビタミンEは、ドーパキノンを還元してメラニンの生成を抑える。ビタミンEはビタミンCより反応性が高いため、先に酸化されてしまうが、ビタミンCと併用すると酸化されたビタミンEが還元され、再度利用できるという効果がある。

　トラネキサム酸は、肝斑への効果が発現するまでに8週間程度かかるといわれている。効果が実感できないからといって患者の判断で服用を中止しないよう伝えておく。主な副作用は、胃腸症状、瘙痒感などで、重篤なものは報告されていない。ただし抗プラスミン作用があるため、血栓のある患者などには慎重投与であり、局所止血薬のトロンビンとは併用禁忌となっている。また、肝斑は紫外線やホルモンバランスの乱れで悪化・再発することがあるため、規則正しい生活や紫外線対策を指導しておくことも重要である。

　なお、添付文書上、トランサミンの効能・効果に肝斑はない。Sさんの場合は、湿疹の治療目的で投与されているため、保険で扱うことができたが、必要に応じてOTC薬の服用を勧めることも考慮する。

こんな服薬指導を

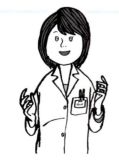

今日、Sさんに処方されたトランサミンというお薬は、湿疹を治す効果のほかに、肝斑というしみを改善する効果があります。しみはメラニンという色素細胞が皮膚に沈着して生じますが、トランサミンはメラニンの合成を抑える働きがあります。

効果が表れるまで通常2カ月はかかりますから、効果が表れないからといってご自分の判断で服用を中止しないでください。また、紫外線に当たるとしみが濃くなることがありますので、日焼け止めや日傘・帽子などで紫外線対策をしっかり行うことも大切です。

肝斑

QUIZ-30

OTCの肝斑治療薬で
注意すべき併用薬

胃潰瘍のため、内科診療所を受診した40歳の女性Aさんが、
受診後に処方箋を持って来局しました。
処方箋を差し出しながら、Aさんは次のような質問をしました。

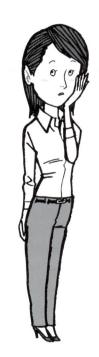

顔のしみが気になるので、
この間トランシーノⅡという飲み薬を
ドラッグストアで買いました。
その時、お店の人に「何かお薬は飲んでいませんか」
と聞かれて「特にありません」と答えたのですが、
今日出されたお薬との飲み合わせは
大丈夫でしょうか。

処方箋

① ガスターD錠 20mg　1回1錠（1日2錠）
　　1日2回　朝夕食後　14日分

② ビオフェルミン配合散　1回1g（1日3g）
　　1日3回　朝昼夕食後　14日分

③ ブスコパン錠 10mg　1回1錠
　　腹痛時　5回分

Q トラネキサム酸配合のトランシーノⅡ（第1類医薬品）との併用を避けた方がよいと考えられる薬剤はどれか。1つ選べ。

1 ガスター（一般名ファモチジン）
2 ブスコパン（ブチルスコポラミン臭化物）
3 ノイエル（セトラキサート塩酸塩）
4 プロマック（ポラプレジンク）
5 オメプラール（オメプラゾール）
6 ムコスタ（レバミピド）

出題と解答　福田　剛（株式会社ザグザグ［岡山市中区］）

A ❸ ノイエル（一般名セトラキサート塩酸塩）

　2007年に発売されたOTC薬のトランシーノは、肝斑の適応を持つ第1類医薬品である。1錠にトラネキサム酸125mgを含み、1回2錠を1日3回服用する。その後、2014年に、1錠中のトラネキサム酸の量を増やして1日2回服用とした「トランシーノⅡ」がリニューアル発売された。

　トラネキサム酸は、医療用医薬品（商品名トランサミン他）としても用いられる成分で、止血や抗炎症、抗アレルギー作用を有し、蕁麻疹や口内炎などに用いられる。また、痛みや腫れを抑える目的で多くのOTC薬に配合されている。

　肝斑の発症メカニズムは十分解明されていないが、トラネキサム酸の抗プラスミン作用がメラニンの発生を抑制すると推測されている。

　15歳以上におけるトラネキサム酸の1日量の上限は、トランシーノⅡは750mgだが、医療用は750～2000mgである。

　トランシーノⅡの添付文書には、同薬の服用中に、トラネキサム酸を含有する内服薬を服用しないよう記載されている。このため、AさんにトランシーノⅡを販売した薬剤師は、服用中の薬剤を確認したと考えられる。トラネキサム酸が配合されている可能性があるOTC薬としては、口内炎治療薬や総合感冒薬、鼻炎薬、鎮咳去痰薬などがある。

　また、トランシーノⅡの添付文書には記載されていないが、販売時に併用を確認しておくべき医療用医薬品として、消化性潰瘍治療薬のセトラキサート塩酸塩（ノイエル他）がある。

　その理由は、セトラキサートの主代謝物がトラネキサム酸だからである。ノイエルのインタビューフォームによれば、健康成人にセトラキサート塩酸塩200mgを単回経口投与した場合、主代謝物であるトラネキサム酸の最高血中濃度到達時間（Tmax）は3.05±0.25時間、最高血中濃度（Cmax）は1.75±0.13μg/mL、血中半減期（$t_{1/2}$）は1.73±0.09時間であった。また、1回200mgを1日3回、3日間連続投与した場合も同様の結果だった。

　一方、トランサミン錠のインタビューフォームでは、健常成人男子5例に経口投与した場合、いずれも2～3時間でCmaxに達し、それは250mg錠の投与で3.9μg/mLだった。

　以上のことから、ノイエルから代謝されるトラネキサム酸の血中濃度は、トランサミンを同量摂取した場合の56％ほどであると考えられ、例えばセトラキサートを600mg/日摂取すると、トラネキサム酸を337mg/日摂取した場合と同等になると考えられる。

　この量は前述した医療用の1日用量の上限と比べれば、さほど過剰な摂取量にはなりにくいといえそうだが、OTC薬の販売時には留意しておく必要があるだろう。

　本問の選択肢に挙げた他の消化器系薬とトランシーノⅡとの併用に問題はなく、Aさんに処方されたファモチジン（ガスター他）、ブチルスコポラミン臭化物（ブスコパン他）などについては、服用できると伝えてよいだろう。

こんな服薬指導を

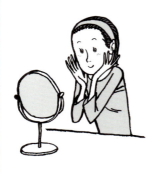

　Aさんが購入されたトランシーノⅡには、トラネキサム酸という成分が含まれていますが、安全性の観点から1日に摂取できる量が決まっています。

　トラネキサム酸には口内炎や喉の腫れ、痛みを治す効果があるため、市販されている口内炎やかぜのお薬にも配合されていることがあります。そのため、以前トランシーノⅡを購入された時に、お店の人は服用中の薬剤がないかを確認したのだと思います。トラネキサム酸が含まれているかどうかは、パッケージやお薬の説明書に書かれていますが、中には分かりにくいものもありますので薬剤師に相談してください。

　今回処方されたお薬を見ましたところ、いずれも問題ありませんので、安心して服用してください。

肝斑

トラネキサム酸で下痢や腹痛が生じることも
2カ月で休薬、再発後の再開でも効果あり

　肝斑には、トラネキサム酸（商品名トランサミン他）が処方されることがあります。同薬の副作用として多いのは胃腸障害で、特に下痢や腹痛などが認められることがあります。交付時に患者さんに説明しておきましょう。

　トラネキサム酸の肝斑に対する効果発現は遅く、4～5週間が目安とされます。一方、長期連続服用時のデータが少ないなどの理由で、2～3カ月で休薬するのが一般的です。トラネキサム酸を含むOTC薬のトランシーノは、添付文書に2カ月を超えて続けて服用しないよう記載されています。なお、トランシーノの製造販売後臨床試験で、服用中止後に肝斑が再発し、2カ月の休薬期間を経て再投与した場合、改善率は初回と変わらないことが報告されています（図）[1]。

参考文献

1) 臨床医薬 2013;29:275-84.

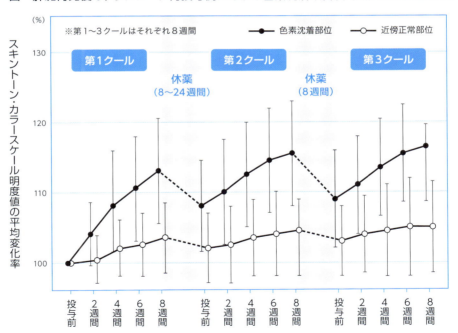

図　肝斑再発後のトランシーノ再投与例における色素沈着改善度（文献1より引用、改変）

スキントーン・カラースケール（肌トーンチェッカー、インフォワード社製）を使用して、色素沈着部位と近傍正常部位の明度値を評価し、平均変化率を追跡した。8週間投与を1クールとし、第1、第2クール終了時と休薬後8週以降のスキントーン・カラースケール明度値を比較し、明度値が0.25以上低下していた場合を「再発」と定義した。

伝染性膿痂疹

QUIZ-31

薬が苦手なとびひの幼児

伝染性膿痂疹（とびひ）のため、小児科診療所を受診した
2歳6カ月の男児Mちゃんと母親が、処方箋を持って薬局を訪れました。
薬剤師が病状を尋ねると、母親は次のように話しました。

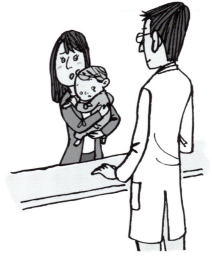

体に水膨れっぽいぶつぶつが出てきて、
受診してきました。とびひだそうです。
実はうちの子、お薬がすごく苦手なんです。
オレンジジュースが大好きで、オレンジ味の薬は
大丈夫なので、今日は先生にお願いして、
オレンジ味の薬を出してもらいました。

処方箋

① セフスパン細粒 50mg　1回0.8g（1日1.6g）
　ビオフェルミンR散　1回0.5g（1日1.0g）
　　　1日2回　朝夕食後　3日分

② アクアチム軟膏1%　10g
　　　1日2回　肘裏などの患部に塗布

※ Mちゃんの体重は13.5kg。発熱はなく、既往歴、アレルギー、副作用歴などはない。

Q1 Mちゃんの伝染性膿痂疹の起因菌として最も可能性が高いと考えられるものはどれか。1つ選べ。

1 ウェルシュ菌
2 肺炎球菌
3 黄色ブドウ球菌
4 A群溶血性レンサ球菌
5 インフルエンザ菌

Q2 上記の処方薬のうち、セフスパン（一般名セフィキシム水和物）の変更を医師に提案する必要がある。代替薬の候補として適切な薬剤を全て選べ。なお、オレンジジュースに混合して服用することも考慮する。

1 セフゾン細粒小児用10%（セフジニル）
2 ファロムドライシロップ小児用10%
　（ファロペネムナトリウム水和物）
3 ミノマイシン顆粒 2%（ミノサイクリン塩酸塩）
4 クラバモックス小児用配合ドライシロップ
　（クラブラン酸カリウム・アモキシシリン水和物）
5 クラリスドライシロップ10%小児用
　（クラリスロマイシン）
6 クラビット細粒10%（レボフロキサシン水和物）

出題と解答　髙 裕之 (徳永薬局株式会社 [東京都稲城市])

A1　❸ 黄色ブドウ球菌

A2　❶ セフゾン細粒小児用10％（一般名セフジニル）
　　❷ ファロムドライシロップ小児用10％（ファロペネムナトリウム水和物）
　　❹ クラバモックス小児用配合ドライシロップ（クラブラン酸カリウム・アモキシシリン水和物）

　伝染性膿痂疹（とびひ）は表在性の皮膚感染症で、水疱性膿痂疹と痂皮性膿痂疹に大別される。外用薬と経口薬を併用することが多いが、水疱のない限局性の病変には外用薬のみを使用することもある[1]。主たる起因菌として、水疱性は黄色ブドウ球菌、痂皮性はA群溶血性レンサ球菌の単独または黄色ブドウ球菌との重複感染が考えられる。

　Mちゃんのとびひは、母親の話から水疱性膿痂疹と推測できる。水疱性膿痂疹に対する経口抗菌薬としては、βラクタム系抗菌薬が用いられる。具体的には第3世代セフェム系のセフジニル（商品名セフゾン他）やセフジトレンピボキシル（メイアクトMS他）などのほか、ペネム系のファロペネムナトリウム水和物（ファロム）、ペニシリン系のクラブラン酸カリウム・アモキシシリン水和物（クラバモックス）などが選択される[1]。初期治療から3〜4日後も改善傾向が見られない場合は、メチシリン耐性黄色ブドウ球菌（MRSA）の可能性を考慮し、ホスホマイシンカルシウム水和物（ホスミシン他）やテトラサイクリン系、キノロン系が用いられる。

　Mちゃんに処方されたセフスパン（一般名セフィキシム水和物）はオレンジ味の第3世代セフェム系抗菌薬だが、黄色ブドウ球菌と皮膚感染症の適応がない。また黄色ブドウ球菌に対する最小発育阻止濃度（MIC）は3.13〜12.5μg/mLだが、今回のように3mg/kgで投与した際の最高血中濃度（Cmax）は2.01μg/mLで、有効性に懸念も残る。

　代替薬として選択肢に挙げた抗菌薬のうち、セフゾンとクラバモックスは、黄色ブドウ球菌による伝染性膿痂疹への有効性が期待でき、表在性皮膚感染症の適応も有する。いずれもイチゴ味であるが、オレンジジュースで服用可能である。また、ファロムも適応を有し、オレンジ味のためMちゃんも服用可能と考えられる。なお、併用薬のビオフェルミンR（耐性乳酸菌）の適応となる併用抗菌薬にペネム系は含まれないが、ペネム系は広義にはペニシリン系に含まれると考えられ、多くの地域で保険請求可能なようである。

　ミノマイシン（ミノサイクリン塩酸塩）に関しては、オレンジの香りと甘みがあるが、歯牙着色などのリスクがあるため、伝染性膿痂疹の初期治療に使われることは少ない。クラリス（クラリスロマイシン）は伝染性膿痂疹に用いることもあるが、オレンジジュースで服用すると苦みが増すため、Mちゃんには適さないと考えられる。クラビット細粒（レボフロキサシン水和物）は小児・乳幼児への投与が禁忌である。

参考文献
1) 薬局 2012;63:429-34.

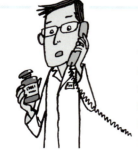

こんな疑義照会を

　伝染性膿痂疹のため受診されたMちゃんの処方について、ご相談がございます。お母様から、Mちゃんはお薬が苦手で、先生にオレンジ味のお薬を処方していただくようお願いしたと伺いました。ただ、処方していただいたセフスパンは皮膚感染症の適応がなく、また有効性に懸念が残ります。

　適応を持つ抗菌薬にセフゾンやクラバモックスがあり、いずれもオレンジジュースで服用できます。ファロムもオレンジ味で飲みやすいですが、保険請求上、ビオフェルミンRとの併用に留意が必要です。いかがいたしましょうか。

伝染性膿痂疹
QUIZ-32

とびひに抗菌薬が3日分しか出ない理由

4歳の男の子S君を連れた母親が小児科クリニックを受診した帰りに薬局を訪れました。母親は処方箋を出しながら、不安そうな表情で次のように話しました。

最近、保育園で
とびひがはやっているみたいで、
この子ももらってきてしまいました。
先生から抗菌薬の飲み薬を
出してもらったのですが、
先日、溶連菌の咽頭炎にかかった時より
飲む期間が短いと思います。
ちゃんと効くのでしょうか。

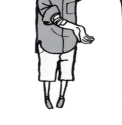

処方箋

① セフゾン細粒小児用10%　1回0.5g（1日1.5g）
　　1日3回　朝昼夕食後　3日分

② アクアチム軟膏1%　10g
　　1日2回　患部に塗布

※ 薬歴によると、前回S君が咽頭炎にかかった際、パセトシン（一般名アモキシシリン水和物）が10日分で処方されていた。

Q 溶連菌による咽頭炎の治療に比べ、とびひ（伝染性膿痂疹）の治療で抗菌薬を処方する日数が短い理由として、最も適切なものを1つ選べ。

1 外用抗菌薬を併用するため
2 3～4日間で症状が軽快しない場合、耐性菌の可能性があるため
3 S君のとびひの原因菌は、溶連菌よりも薬剤感受性が高いとされているため
4 抗菌薬による副作用症状を軽減するため

出題と解答　金山 幸治（株式会社ザグザグ［岡山市中区］）

A ❷ 3〜4日間で症状が軽快しない場合、耐性菌の可能性があるため

とびひは伝染性膿痂疹の通称で、黄色ブドウ球菌や溶血性連鎖球菌（溶連菌）などが皮膚に感染して生じる疾患である。黄色ブドウ球菌の感染によって紅斑の上に水疱が生じるものは水疱性膿痂疹と呼ばれ、伝染性膿痂疹の中でも患者は圧倒的多数を占める。

夏季に流行し、未就学児を中心に発症する。虫刺されやあせも、湿疹、アトピー性皮膚炎など、痒みを伴う皮膚疾患をかきむしることで角質層が破壊され、そこに付着した原因菌が増殖して発症する。その伝染力は強く、水疱内容物への接触により他の部位や他人へと広がっていく。

水疱性膿痂疹の治療は主に、(1)抗菌薬の外用、(2)抗菌薬の内服、(3)感染拡大と症状悪化防止のための痒み止め塗布——に分けられる。水疱が目立つ場合は水疱を切開して内容物を除去し、抗菌薬を塗布したガーゼで覆う処置などが施される。ただし、水疱性膿痂疹の治療にはガイドラインなどの確立された方法があるわけではない。

外用抗菌薬は、皮膚の水疱に直接塗布することで原因菌を殺菌する。フシジン酸ナトリウム（商品名フシジンレオ）やテトラサイクリン塩酸塩（アクロマイシン）、ナジフロキサシン（アクアチム他）の軟膏などが処方される頻度が高い。

一方、内服抗菌薬は一般に皮疹の拡大傾向が強い場合に処方される。黄色ブドウ球菌に感受性のあるセフェム系やペネム系の抗菌薬が第一選択となる。しかし、感染者の20〜40％からメチシリン耐性黄色ブドウ球菌（MRSA）が分離されたという報告がある。このためセフェム系抗菌薬を3〜4日投与しても皮疹の乾燥や痂皮化が認められない場合にはMRSAの感染を疑い、処方が変更されることが多い。

その場合、ホスホマイシンカルシウム水和物（ホスミシン他）、スルタミシリントシル酸塩水和物（ユナシン）、クラブラン酸カリウム・アモキシシリン水和物（クラバモックス）、ノルフロキサシン（バクシダール他）などを単剤または併用で用いる。

S君の母親は、以前に溶連菌性の咽頭炎に罹患した際の抗菌薬投与期間が今回の処方日数より長かったことを指摘しているが、小児呼吸器感染症診療ガイドライン作成委員会「小児呼吸器感染症診療ガイドライン2017」によると、溶連菌による咽頭・扁桃炎の治療では、合併症予防のためアモキシシリンを10日間投与する方法を第一選択としている。

また、水疱性膿痂疹の補助的治療として、皮疹部位のかき壊しによる感染の拡大を防止することも重要である。皮疹の痒みが強い場合にはステロイドの外用薬や抗ヒスタミン薬が処方されることも少なくない。

患部は清潔に保ち、感染が広がらないようにする。入浴は毎日欠かさず、水疱部分はせっけんで洗い、患児の爪は短くそろえてかき壊しを防止するなど、生活面でのケアについても指導しておきたい。

参考文献
1) 小児科学レクチャー 2012;2:88-94.
2) 小児内科 2010;42:360-3.

こんな服薬指導を

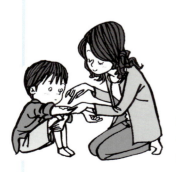

S君には今回、とびひの菌を殺菌する薬として飲み薬と塗り薬が出ています。溶連菌の咽頭炎の時は、飲み薬が10日分出ていましたが、これは合併症を防ぐためです。とびひはお薬を飲むと3〜4日で効果が表れますが、最近、薬が効かない菌も出てきているので、もし3日ほど服用しても良くならなければ、別のお薬に替える必要があります。3日分の薬を飲み終わったら再度受診するよう先生から言われていると思いますが、必ず受診してください。

とびひの症状を良くするためには、毎日お風呂で水疱の部分もせっけんで洗い、湯船に浸からずシャワーを使いましょう。あと、S君の爪を短く切って皮膚のかき壊しを予防し、水疱が広がらないようケアしてあげてください。

疥癬

QUIZ-33

イベルメクチンの服用が必要となった疥癬患者

介護老人保健施設（老健）を退所し、自宅に戻ったばかりの85歳の男性Dさんを介護するヘルパーの女性が、Dさんの処方箋を持って薬局を訪れました。Dさんの病状を尋ねると、次のように話しました。

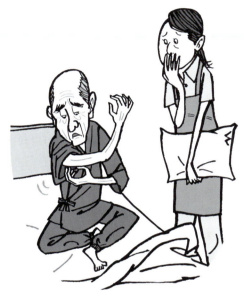

> Dさんが体のあちこちをひどく痒がっていたので、今日、先生に診てもらったら疥癬と診断されました。老健でうつされた可能性が高いそうです。ご家族や私たちヘルパーにもうつらないか心配なのですが……。

処方箋

① ストロメクトール錠3mg　1回3錠（1日3錠）
　　1日1回　1日分
② オイラックスクリーム10%　40g
　　1日2～3回　首から下に塗布

Q1 ストロメクトール（一般名 イベルメクチン）に関する説明として、正しいものはどれか。全て選べ。

1. 体重60kgの人は1回6錠服用する
2. 副作用を防ぐため、食後に服用する
3. 服用直後に痒みが増悪する可能性がある
4. 水に溶解させてから投与してもよい

Q2 Dさんに対する介護者の対応として正しいものはどれか。1つ選べ。

1. 皮膚に触れると容易に疥癬が感染するため、手袋・ガウンを着用して接する
2. シーツや枕カバーなどは洗濯後、念入りに乾燥して使用する
3. 布団は殺虫剤を噴霧して消毒する

出題と解答　今泉 真知子（有限会社丈夫屋［川崎市高津区］）

A1　❸ 服用直後に痒みが増悪する可能性がある
　　　❹ 水に溶解させてから投与してもよい

A2　❷ シーツや枕カバーなどは洗濯後、念入りに乾燥して使用する

　疥癬は、体長0.2〜0.4mmのヒゼンダニ（疥癬虫）が皮膚角質層に寄生する感染症である。激しい瘙痒を伴い、ヒゼンダニが掘り進めてできた細長い皮疹（疥癬トンネル）など、独特な皮膚所見を呈する。

　疥癬は一般に、肌と肌の直接接触が主たる感染経路である。感染後、1〜2カ月の無症状の潜伏期間を経て、皮疹などの臨床症状が表れる。

　現在、疥癬に保険適用となっている薬剤はフェノトリン（商品名スミスリン）、外用イオウ製剤、イベルメクチン（ストロメクトール）である。クロタミトン（オイラックス）は適応外ではあるが、2007年9月、社会保険診療報酬支払基金より「原則としてクロタミトンを疥癬に処方した場合、当該使用事例を審査上認める」旨の通知が出された。

　Dさんに処方されたイベルメクチンは、寄生虫の筋細胞や神経細胞に存在するグルタミン酸作動性クロライドチャネルに選択的かつ強力に結合し、細胞膜の透過性を上昇させ、神経細胞や筋細胞の過分極を引き起こす。その結果、寄生虫は麻痺を起こし、死に至ると考えられている。ただし、神経や筋の細胞が未形成である卵には無効である。

　ストロメクトールは1錠当たりイベルメクチン3mgを配合している。重症の場合を除き、体重1kg当たり約200μgを基準に1回だけ服用することとされており、体重36〜50kgの人なら3錠を、51〜65kgの人なら4錠を服用する。

　卵が確実に孵化する1週間後に検査を行い、虫体や卵を検出するか、新たに疥癬の臨床症状が認められる場合には、再投与する。錠剤の内服が困難な患者や経腸栄養患者には、投与直前に錠剤を水で懸濁し、経管投与しても問題ない。

　また、イベルメクチンは脂溶性物質であり、高脂肪食により血中薬物濃度が上昇する。そのため、空腹時に水で服用するのが望ましいとされている。服用後、ヒゼンダニの死骸に対するアレルギー反応によって、一時的に瘙痒が増悪することが少なくない。患者や家族が効果がないと勘違いする恐れがあるため、あらかじめ説明しておく必要がある。

　なお、疥癬は重症でなければ、手袋やガウンを着用しなくても他者に感染することはほとんどない。また、ヒゼンダニは乾燥や熱に弱く、皮膚から離れると数時間で感染力が低下するとされる。寝具や衣類の消毒は不要であり、交換後に洗濯し十分に乾燥させる。ただし、念のためタオルなどの共用は避けるよう指導する。

参考文献

1) 日皮会誌 2015;125:2023-48.

こんな服薬指導を

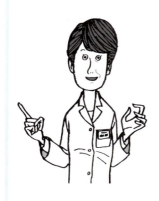

　疥癬はダニの一種が人の皮膚に寄生する病気で、全身に痒みを引き起こします。今日処方された飲み薬の効果でダニは駆除されますが、服用後しばらく、痒みがひどくなる可能性があります。ですが、一時的なものなので心配は要りません。

　また、塗り薬は首から下すべてに満遍なく塗ってください。特に指の間やお尻は忘れやすいので注意してください。Dさんと接する時間が長い、ご家族やヘルパーさんはうつることを心配されると思いますが、ダニは乾燥や熱に弱いので、寝具や衣類を洗濯後に乾燥機を使ってしっかり乾かせば問題ありません。

　念のためタオルなどは同じものを使わないようにしてください。もし、痒みなどが表れましたら、医師または私ども薬剤師にご相談ください。

疥癬

難溶性のイベルメクチンは経管投与に注意
服用1週間後の血液生化学検査を忘れずに

イベルメクチン（商品名ストロメクトール）は、疥癬に対する国内唯一の内服薬です。日本皮膚科学会の「疥癬診療ガイドライン（第3版）」によれば、イベルメクチン錠は55℃の温湯で容易に崩壊懸濁する（簡易懸濁法）ため、経管投与は可能とされています[1]。

しかし、イベルメクチンそのものは水に難溶性であり、懸濁させた場合、沈殿中に主薬のほとんどが残存するため、経管投与の手技によっては約50％しか投与できない可能性があると報告されています[2]。

イベルメクチン懸濁液を経管投与する場合は、(1)注入時のシリンジの角度（真下か斜め下）に注意する、(2)1回目の注入後にシリンジフラッシュ（シリンジ中に残った沈殿物を再度洗浄して注入）を行う——ことで、投与量の損失を抑えることが可能です。

経鼻栄養チューブから投与する場合は、(1)と(2)に加え、30度のベッドアップを行った状態で投与を行えば、投与量の損失は無いことが確認されています（図）[3,4]。

また、イベルメクチンの重大な副作用として、肝機能障害、黄疸、血小板減少、中毒性表皮壊死融解症（TEN）、皮膚粘膜眼症候群（Stevens-Johnson症候群）などが報告されています。そのため疥癬診療ガイドラインでは、服用後の皮膚症状の観察や、必要に応じて服用1週間後の血液生化学検査の実施も考慮するよう記載されています。

そのほかにもガイドラインには、疥癬治療のアルゴリズムや感染予防のポイントなどがまとめられているので、参考にしてください[1]。

参考文献
1) 日本皮膚科学会「疥癬診療ガイドライン（第3版）」、日皮会誌 2015;125:2023-48.
2) 医療薬学 2012;38:78-86.
3) 医療薬学 2014;40:515-21.
4) 大谷道輝、宮地良樹編「マイスターから学ぶ皮膚科治療薬の服薬指導術」（メディカルレビュー、2016）

図　イベルメクチン経管投与時の注意（文献4より引用、改変）

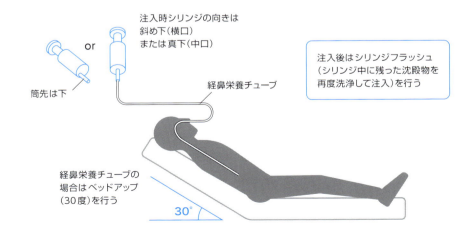

手足症候群
QUIZ-34

抗癌剤による手足症候群の予防方法

大腸癌のため、3カ月前から病院で化学療法中の72歳の男性Kさんが、処方箋を持って薬局を訪れました。Kさんに副作用症状について尋ねたところ、次のように話しました。

> 足に違和感があるけれど、以前飲んでいた薬の時みたいに、足裏の皮が剥けるところまでひどくはなっていないよ。先生は「痛みが出た時のために」と軟膏を処方してくれたんだ。症状を予防する方法はあるのかな。

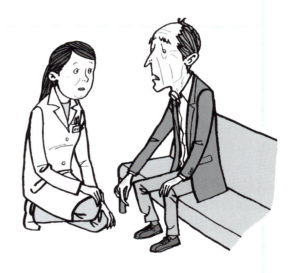

処方箋

① スチバーガ錠40mg　1回3錠（1日3錠）
　　1日1回　朝食後　7日分

② デルモベート軟膏0.05%　10g
　　1日2回　手足の痛いところに塗布

※ 薬歴によると、Kさんは以前、ゼローダ（一般名カペシタビン）を服用し、足の皮が剥ける症状が出た。スチバーガ（レゴラフェニブ水和物）の服用は14日目で、今回処方された7日分は明日から服用する。

Q スチバーガ（一般名レゴラフェニブ水和物）による手足症候群の説明として、最も適切なものを次から1つ選べ。

1. 症状が出る前に、あらかじめデルモベート（一般名クロベタゾールプロピオン酸エステル）を塗ると予防できる
2. ゼローダ（カペシタビン）服用時とほぼ同じ症状がみられる
3. 手や足全体に赤みや皮剥けが生じた場合は、保湿剤を塗布すると悪化を防げる
4. 足の裏に圧力がかからないクッション性の高い靴を履くと、症状の予防につながる

出題と解答　川上 和宜（がん研有明病院［東京都江東区］薬剤部）

A ❹ 足の裏に圧力がかからないクッション性の高い靴を履くと、症状の予防につながる

切除不能進行再発の大腸癌の化学療法で使用する経口抗癌剤には、ゼローダ（一般名カペシタビン）、ティーエスワン（テガフール・ギメラシル・オテラシルカリウム）、スチバーガ（レゴラフェニブ水和物）、ロンサーフ（トリフルリジン・チピラシル塩酸塩）などがある[1]。

Kさんが経験した「足裏の皮が剥ける」という症状は、手足症候群だと考えられる。手足症候群とは、抗癌剤により手や足の皮膚細胞が障害されて生じる症状で、手足の感覚の異常や発赤、疼痛を伴う浮腫、水疱、亀裂、落屑などがみられる。

日本では「手足症候群」とひとくくりにしているが、英語圏ではフルオロウラシル系抗癌剤などによるものをHand-Foot Syndrome（HFS）、スチバーガやネクサバール（ソラフェニブトシル酸塩）などの分子標的薬によるものをHand-Foot Skin Reaction（HFSR）と区別している（表）[2]。Kさんが以前服用していたゼローダはHFS、今回服用中のスチバーガはHFSRが生じ、それぞれ臨床的特徴や発現時期が異なる。

ゼローダによるHFSでは、手足

表●HFSとHFSRの主な違い（文献2を基に作成）

	Hand-Foot Syndrome（HFS）	Hand-Foot Skin Reaction（HFSR）
原因となる主な薬剤（かっこ内は一般名）	・フルオロウラシル系抗癌剤 ・ゼローダ（カペシタビン） ・キロサイド注（シタラビン） ・ドキシル注（ドキソルビシン塩酸塩）	・ネクサバール（ソラフェニブトシル酸塩） ・スーテント（スニチニブリンゴ酸塩） ・スチバーガ（レゴラフェニブ水和物）
臨床的特徴	びまん性（広範囲）、左右対称、色素沈着、亀裂、紅斑、浮腫	限局性（圧力がかかった部位や摩擦があった部位など）、紅斑、皮剥け、水疱、角化亢進
発現時期	比較的遅い	比較的早い

全体にびまん性の亀裂や浮腫などの症状が発現する。一方、スチバーガによるHFSRは限局性で、圧力がかかりやすい足裏、特に地面と接する部位に、水疱や紅斑などの症状が発現し重篤化しやすい。

症状の発現時期は、ゼローダを含むCapeOX療法では、手足症候群Grade 2以上の発現までの日数（中央値）は113日だった[3]。一方、スチバーガは投与開始1～2カ月前半で手足症候群が発症すると言われており、ゼローダより早い。さらに、スチバーガによる手足症候群（全Grade）の発現頻度は、日本人80％に対し非日本人42％と、日本人の方が高いことが報告されている[4]。

スチバーガによる手足症候群の管理では、症状をいち早く発見し、スチバーガを休薬・減量して、デルモベート軟膏（クロベタゾールプロピオン酸エステル）などステロイド外用薬を塗布しケアを行う必要がある。保湿剤の予防効果は証明されていないため、クッション性の高い靴を履くなど限局的に圧力がかかるのを避け、症状を早期に発見し対応することの方が重要である。

参考文献
1) 大腸癌治療研究会「大腸癌治療ガイドライン医師用2016年版」
2) Actas Dermosifiliogr.2016;107:71-3.
3) 「ゼローダ錠適正使用ガイド」（中外製薬、2016）
4) Invest New Drugs.2015;33:740-50.

こんな服薬指導を

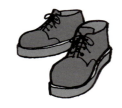

スチバーガによる手足の副作用の表れ方は、以前飲まれていたゼローダとは少し異なります。足の裏など圧力がかかりやすい部分が硬くなったり、水疱ができて痛くなることがあります。クッション性のある靴を履くなど、特定の部位に圧力がかからないように工夫すると予防になります。もし症状が出た場合は、デルモベート軟膏を塗って、早めに受診してください。手足の症状は、まだ軽いうちに対処した方がいいので、我慢しないでくださいね。

男性型脱毛症

QUIZ-35

経口脱毛症治療薬の効果は いつ分かるか

48歳の男性Wさんが皮膚科診療所を受診した帰りに
処方箋を持って薬局を訪れました。
症状を確認するとWさんは次のような質問をしました。

以前から薄毛に悩まされていて、
塗り薬を何種類か買って使いましたが、
どれも効いたような気がしません。
そこで、医学的に効果が認められているという
飲み薬を、先生に処方してもらってきました。
今度の薬は効きますかね……。

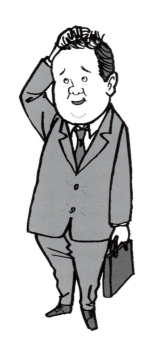

処方箋

プロペシア錠 0.2mg　1回1錠（1日1錠）
　　　1日1回　朝食後　30日分

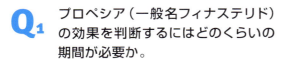

Q1　プロペシア（一般名フィナステリド）の効果を判断するにはどのくらいの期間が必要か。

1. 1カ月
2. 3カ月
3. 6カ月
4. 1年

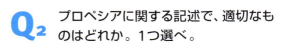

Q2　プロペシアに関する記述で、適切なものはどれか。1つ選べ。

1. 1日2mgが上限とされる
2. 前立腺癌スクリーニング検査（PSA検査）で値が低く出ることがある
3. 飲みにくい場合は粉砕して服用する
4. 女性にも効果があることが確認されている

日経DIクイズ 皮膚疾患篇　179

出題と解答　笠原 英城（日本医科大学武蔵小杉病院［川崎市中原区］薬剤部）

A1　❸ 6カ月

A2　❷ 前立腺癌スクリーニング検査（PSA検査）で値が低く出ることがある

　フィナステリド（商品名プロペシア他）は、2005年12月に発売された男性型脱毛症（Androgenetic Alopecia：AGA）の進行を遅延させる経口薬である。AGAとは頭頂部や前頭部の硬毛が徐々に軟らかく、細く短くなり、最終的には額の生え際や頭頂部の頭髪が消失する疾患。思春期以降に始まり、女性にもまれに認められる。AGAの日本人男性における罹患率は、30代で約20％、40代で約30％、50代以降で40数％と報告されている。

　AGAの主な原因物質は、男性ホルモンであるジヒドロテストステロン（DHT）と考えられている。DHTは5α還元酵素によってテストステロンから作られる化学物質で、男性ホルモン受容体に結合すると、脱毛シグナルを放出して毛の成長を終了させる作用がある。このためDHTが何らかの原因で過剰に分泌されると、長く太い毛に成長しないまま抜ける毛髪が多くなる。

　日本皮膚科学会の「男性型および女性型脱毛症診療ガイドライン2017年版」では、フィナステリド、デュタステリド（ザガーロ）、ミノキシジルがともに推奨度「A」とされている[1]。フィナステリドは5α還元酵素を阻害し、DHT産生を抑制することで、脱毛を抑制する。もともとは前立腺肥大症の治療薬（商品名アボルブ）で、服用した患者から毛が生えたという報告が相次ぎ、改めて育毛剤として開発された。

　服用方法は1日0.2mgからスタートし、適宜増量できるが、1日1mgを上限とする。効果が確認できるまでの目安は6カ月である。これは国内の臨床試験で、服薬開始から6カ月でプラセボとの有意差が認められたことによる。6カ月服用してもAGAの進行遅延に効果が認められない場合は、処方を中止する。

　同薬の適応は男性のみである。海外での閉経後女性の男性型脱毛症を対象とした12カ月間のプラセボ対照二重盲検比較試験において、フィナステリドの有効性は認められなかった。またAGAと診断された男女で、前頭部と後頭部の5α還元酵素の活性を比較したところ、濃度の高い前頭部でも女性は男性の3分の1程度であったことなどから、女性には効果がないと考えられている。

　なお、添付文書には「本剤投与中の男性型脱毛症患者に対し前立腺がん診断の目的で血清PSA濃度を測定する場合は2倍した値を目安として評価すること」と記載されている。これは、フィナステリドを服用しているAGA患者では、前立腺特異抗原（PSA）の濃度が約40％低下した試験結果があるためである。

　PSA検査は高齢者では比較的高頻度に行われるため、フィナステリドを服用中の患者にはその旨を医師に伝えるよう指導したい。

参考文献
1) 日皮会誌 2017;127:2763-77.

こんな服薬指導を

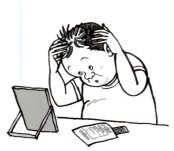

　Wさんが気にされている男性型脱毛症は、男性ホルモンが原因で髪の毛がだんだん細く、少なくなる病気です。今回処方されたプロペシアは、その原因である男性ホルモンの作用を抑えることで、効果を示すとされています。髪の毛が増えるという効果も期待できますが、どちらかといえば現状を維持するお薬とお考えください。

　このお薬は、半年きちんと飲み続けて効果を確認します。飲むのをやめてしまうと、それまで飲んだ効果が確認できなくなるので注意してください。

　このお薬を飲んでいると、前立腺の血液検査で測定される値が低く出てしまいます。そのため、前立腺の検査を受ける際には、医師にプロペシアを飲んでいることを必ず伝えてください。

尋常性疣贅 QUIZ-36

いぼにヨクイニンが処方された患者

51歳の女性Gさんは、2カ月前に左中指にできたいぼが気になり、皮膚科診療所を受診したところ、尋常性疣贅（ゆうぜい）と診断されました。処方薬の説明をしているときに、Gさんは次のような質問をしました。

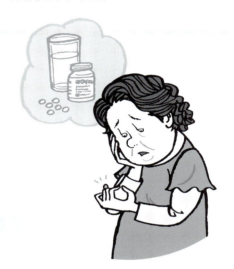

> ヨクイニンって以前、関節の痛みがあるときにドラッグストアで薦められて買って飲んだことがあります。どうしていぼにヨクイニンが効くんですか。それに、1回6錠って多過ぎませんか。

処方箋
ヨクイニンエキス錠「コタロー」 1回6錠（1日18錠）
1日3回 朝昼夕食前 28日分

Q1 尋常性疣贅（いぼ）の主な原因とされるものはどれか。1つ選べ。

1. ヒトパピローマウイルス（HPV）感染
2. 単純ヘルペスウイルス（HSV）感染
3. 黄色ブドウ球菌（MSSA）感染
4. 皮膚内の石灰沈着

Q2 ヨクイニンエキスのほか、尋常性疣贅に処方されることがある薬剤はどれか。全て選べ。

1. シメチジン（商品名タガメット他）
2. エトレチナート（チガソン）
3. アシクロビル（ゾビラックス他）
4. アモキシシリン水和物（サワシリン、パセトシン他）

A1
1 ヒトパピローマウイルス（HPV）感染

A2
1 シメチジン（商品名タガメット他）
2 エトレチナート（チガソン）

　尋常性疣贅（ゆうぜい）は、ヒトパピローマ（乳頭腫）ウイルス（HPV）の感染によって起こる、一般に「いぼ」と呼ばれる、ありふれた皮膚疾患である。手足など微小外傷を受けやすい部分に発症しやすく、接触によってHPVが外傷部位から侵入し、表皮基底細胞に感染して基底細胞が異常増殖する。

　治療方法には局所療法と内用療法がある。局所療法では、液体窒素を含ませた綿棒を当てて凍結させる、色素レーザーを照射して切除する、乾癬治療薬の活性型ビタミンD3製剤を塗布するといった方法がある。一方、内用療法では、ヨクイニンエキスや、H2受容体拮抗薬のシメチジン（商品名タガメット他）、角化症治療薬のエトレチナート（チガソン）などが投与される。

　シメチジンは免疫賦活作用や抗腫瘍作用により、エトレチナートは表皮増殖の抑制作用により尋常性疣贅に有効性を示すと考えられている。これらの内用薬のうち、ヨクイニンエキスのみが尋常性疣贅に適応を持つ。

　ヨクイニンエキスは、ハトムギの種皮を除いた種子から得た水性抽出物である。作用機序の詳細は不明であるが、免疫賦活作用によって尋常性疣贅に効果を示すと考えられている。疣贅914例の使用成績調査によると、尋常性疣贅の消失率は37.6％（236/627例）、症状の改善または消失率は81.5％（511/627例）だった[1]。副作用発現率は1.4％で、内訳は腹部不快感や下痢、胃痛、皮膚の痒みなどであった。

　投与量は、成人の場合ヨクイニンエキスとして1日1〜2g（錠剤では9〜18錠、散剤では3〜6g）を服用する。服用する錠数が多いため、投薬時には用量を説明し、自己判断での減量を防ぐ必要がある。服用期間は多くの場合1〜3カ月程度だ。

　ヨクイニンエキス錠「コタロー」の取り扱い時は、吸湿性に注意を要する。濡れた手で触ると褐色に変色することがある。製剤は瓶詰め包装となっているが、分包せずに瓶のまま患者に交付する場合は、乾いた手で取り出し、開封後はキャップを固く閉めるよう説明する。

　また湿気を避け、直射日光の当たらない涼しい場所に保管する。冷所での保管時は、薬剤の入った瓶または分包紙を服用時に温かい所に移して放置すると、結露で吸湿して薬剤の変色の原因となる。服用後は速やかに薬剤を保管場所に戻す。

　なお、Gさんが以前利用したのはOTC薬の「薏苡仁湯（よくいにんとう）」と考えられる。主成分のヨクイニンのほかマオウ、トウキ、ビャクジュツなどを含む合剤で、浮腫による血行障害や筋肉痛を改善する。

参考文献
1）医学と薬学 1996;36:69-90.

こんな服薬指導を

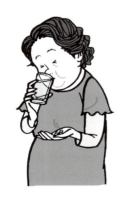

　Gさんのいぼは、ウイルスの感染によって起こる皮膚の病気です。治療法の1つに、ヨクイニンエキスを服用する方法があります。ハトムギから抽出した成分で、免疫力を高めていぼを治りやすくします。Gさんが以前飲まれたのは、薏苡仁湯という漢方薬だと思います。名前は似ていますが、ヨクイニンのほかにもいろいろな生薬が入っていて、むくみを取って痛みを和らげる、異なる種類のお薬です。

　1回6錠と、服用する錠数が多いですが、きちんと服用してください。そのほか、このお薬は湿気で変色することがあります。乾いた手で瓶から取り出し、湿気を避けて直射日光の当たらない涼しい場所に保管してください。結露すると湿気を吸いますので、取り出した後はすぐに保管場所に瓶を戻してください。

その他

QUIZ-37

ベセルナクリームによる
かぶれへの対応

1週間前に、皮膚科診療所の処方箋を持って来局した25歳の女性Aさんが、再度薬局を訪れました。Aさんは薬剤師に次のような質問をしました。

> この前、こちらでもらったクリームを使ってから、塗った部分がひどく赤くなってかぶれたみたいで…。クリームは使い続けた方が良いですか。

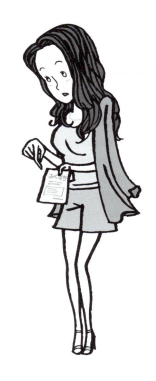

1週間前の処方箋

ベセルナクリーム 5%　10包
　1回1包　月曜・水曜・金曜、就寝前
　適量を患部に塗布し、起床時にせっけんで洗い流す

※ 薬歴によると、尖圭コンジローマの治療のため、ベセルナ（一般名イミキモド）が処方された。

Q1 ベセルナ（一般名イミキモド）の使用上の注意点として、適切なものはどれか。1つ選べ。

1. 重症の場合は毎日塗布してもよい
2. 塗布後、12時間を目安に洗い流す
3. 患部だけでなく広めに塗布する
4. 患部は絆創膏やテープなどで密封してはいけない

Q2 薬剤師がAさんに促す対応として、最も適切と考えられるものはどれか。1つ選べ。

1. 一時使用を中止し、かぶれが治ったら再開する
2. 塗る量を減らして様子を見る
3. 塗る頻度を週1回に減らして様子を見る
4. 使用方法を確認し、すぐに医療機関を受診する

出題と解答　**大谷 道輝**（杏雲堂病院［東京都千代田区］診療技術部）

A1 ❹ 患部は絆創膏やテープなどで密封してはいけない
A2 ❹ 使用方法を確認し、すぐに医療機関を受診する

尖圭コンジローマは、生殖器や肛門部に生じるウイルス性疣贅（ゆうぜい）である。ヒトパピローマウイルス（HPV）6型、11型などに感染した後、潜伏期間を経て、乳頭状、鶏冠状、カリフラワー状などの特徴的な病変を示す。自覚症状はあまりないが、痒みや痛みを伴うことがある。

ベセルナ（一般名イミキモド）は、日本では尖圭コンジローマと日光角化症の2つの適応症を持つ。添付文書上、尖圭コンジローマは外性器または肛門周囲、日光角化症は顔面または禿頭（とくとう）部と、使用部位が限定されている。

ベセルナは、炎症性サイトカインの産生促進などを引き起こすことで、ウイルス増殖を抑制したり感染細胞を障害し、効果を発揮すると考えられている。この「炎症を起こす」という作用機序から、同薬の使用部位には紅斑、びらんなどの副作用がしばしば認められる。添付文書には「重度の紅斑、びらん、潰瘍、表皮剥離などが現れた場合にはせっけんを用い、水または温水で洗い流して本剤を除去し、直ちに医師などに相談すること」と記載されており、今回のように薬剤師が患者から副作用の相談を受けたら、薬の使用継続について医師の判断を要するため、受診勧奨すべきである。

ベセルナの使用方法は、患部に適量を1日1回、週3回（月・水・金、火・木・土など）、就寝前に塗布し、翌朝、起床後に塗布した薬剤をせっけんを用い、水または温水で洗い流すのが基本である。

「早く治したい」などの考えから、毎日塗ろうとする患者もいるが、海外の臨床試験で、週3回塗布した場合に比べ、連日塗布した場合の方が皮膚障害の発現率が高かったと報告されている[1]。また、6〜10時間塗布時よりも、22〜26時間塗布時の方が重度の紅斑の発現率が高かった[1]。従って、連日あるいは長時間塗布しても、副作用が増加するだけで効果は変わらないことを患者に伝え、毎日連用したり、翌朝洗い流し忘れないよう、患者指導箋などを活用し、使用上の注意点をしっかり説明する必要がある。

なお、就寝前に塗るよう添付文書に記載されているのは、朝塗って夜の入浴時に洗い流す方法だと、日中トイレなどで薬が落ちる可能性があるためである。患者のアドヒアランスや生活スタイル（入浴時間など）を考慮し、塗布時間を決めてもよい。その際は、塗布から6〜10時間で洗い流すことができる時間にする。

そのほか、必要量以上を塗布せず（1回1包まで）、クリームが見えなくなるまですり込むように指導する。患部（疣贅部位）だけに薄く塗り、尿道、膣内、肛門内や、傷がある患部などに塗ってはならない。また、塗布後に絆創膏やテープなどで密封すると、過量投与となり重度の皮膚障害が発現する可能性があるので避ける。

海外の市販後調査で、イミキモドが偶発的に眼に付着し、眼に重篤な副作用が認められた症例が報告されている。また、同薬の付着部位で光線過敏性反応が生じる可能性がある。こういった患部以外への付着を避けるため、塗布後は、手指をせっけんで十分に洗浄するよう指導する必要がある。

参考文献
1) 大谷道輝、宮地良樹「薬局で役立つ皮膚科治療薬FAQ」（メディカルレビュー、2010）

こんな服薬指導を

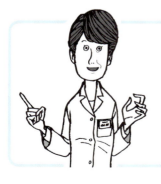

ベセルナクリームは、炎症を起こさせることで症状の原因となるウイルスを攻撃し、治療するお薬です。そのため人によっては、赤くなったりかぶれたりすることがあります。かぶれてしまったとのことですが、薬を塗り続けるかどうかは医師が判断しますので、早めに医療機関を受診してください。

1日おきに塗る、薄く塗るなどの正しい塗り方を守らないと、かぶれやすくなります。塗り方で分からないことがあれば、ご相談ください。

その他
QUIZ-38

ネコに手をかまれた患者

30歳の女性Mさんは、飼いネコと遊んでいる際に
手をかまれて出血し、皮膚科診療所を受診しました。
薬局を訪れたMさんは、処方箋を差し出しながら、
次のように話しました。

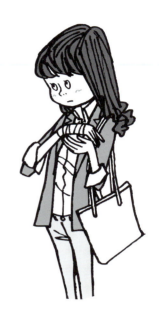

かわいがっているペットのネコちゃんと遊んでいたら、
手をかまれて血が出てしまったんです。
いつもいい子なのに、こんなことは初めて。
塗り薬をもらおうと思って
お医者さんに診てもらったら、
お薬を飲まなきゃいけないんですって。
別に大した傷じゃないのに。

処方箋

オーグメンチン配合錠125SS　1回1錠（1日3錠）
オーグメンチン配合錠250RS　1回1錠（1日3錠）
　　　1日3回　朝昼夕食後　5日分

Q 動物咬傷について、正しいものを全て選べ。

1. 動物咬傷による感染症の原因菌として最も多いのは黄色ブドウ球菌である
2. 感染が成立する頻度はイヌよりネコの方が高い
3. 皮膚の紅斑が治まれば、抗菌薬は中止してもよい
4. ペニシリンアレルギーの患者には、クリンダマイシン塩酸塩（商品名ダラシン）とキノロン系薬を併用する

出題と解答　野口 周作、笠原 英城（日本医科大学武蔵小杉病院［川崎市中原区］薬剤部）

2 感染が成立する頻度はイヌよりネコの方が高い
4 ペニシリンアレルギーの患者には、クリンダマイシン塩酸塩（商品名ダラシン）とキノロン系薬を併用する

イヌやネコによる咬傷は、救急医療機関などを受診する患者の約1％を占め、比較的よく見られる。

一般に、咬傷から細菌が感染する頻度はイヌやヒトでは10〜15％であるのに対し、ネコでは50％以上と高い[1]。これは、ネコの歯が鋭く深いため深部に細菌が到達しやすく、感染症になりやすいパスツレラ属菌の保有率が高いことなどが理由とみられる。野生動物や珍しい動物の咬傷も、潜在的に深刻な感染症を引き起こす原因となる。

動物咬傷は、基本的に混合感染症である。イヌやネコによる咬傷で重要な原因菌は、主にパスツレラ・ムルトシダ（*Pasteurella multocida*）、黄色ブドウ球菌、各種の嫌気性菌とされる。中でもパスツレラ属菌の保有率は、イヌが75％、ネコは100％と高く、人畜共通感染症の原因菌として知られる。主な症状は咬傷部位の腫脹や疼痛だが、時に敗血症などの全身症状を引き起こすこともある。ただし、死に至ることは極めてまれである[2]。

原因菌としては他にカプノサイトファーガ・カニモルサス（*Capnocytophaga canimorsus*）が知られている。国内の調査によると、保有率はイヌ74％、ネコ57％とイヌの方が高いが、感染率は低く、また、たとえ感染しても発症することは極めてまれと考えられている。ただし、発症した場合は、発熱、悪寒、吐き気、筋肉痛などが生じ、急激に敗血症性ショックや多臓器不全に至ることが多く、致死率が30％と高いので注意を要する[3]。

なお、ヒト咬傷は口腔内の常在菌が原因となるが、重症化するケースもあるため、軽視できない。

動物咬傷に対して積極的に抗菌薬投与を考慮すべき要因としては、（1）受傷後24時間以上経過、（2）手の咬傷、（3）穿孔、（4）糖尿病など免疫障害がある、（5）高齢者、（6）かまれた場所が人工関節に近い、（7）デブリードマンが必要、（8）リンパ管や静脈にうっ血のある四肢の咬傷——などの場合が挙げられる[4]。

使用する抗菌薬は、アモキシシリン水和物・クラブラン酸カリウム（商品名オーグメンチン）でほとんどの原因菌をカバーできる。患者がペニシリンにアレルギーがある場合は、クリンダマイシン塩酸塩（ダラシン）とキノロン系薬を併用する[4]。

投与期間は、感染が成立している場合は最低10日間、化膿性骨髄炎や関節炎を来した場合は4〜8週間。Mさんは受傷後最初の受診であり、感染を判断する目的で、医師はまず5日分を処方したと考えられる。抗菌薬の服用が不十分だと重症化を招く可能性があるので、患者に服用の順守を指導する必要がある。

なお、ペニシリン系薬の内服により下痢などの消化器症状が高頻度で起きるため、必要に応じて乳酸菌製剤が併用される。

参考文献
1) 米国小児科学会編「最新感染症ガイドR-Book 2012」（日本小児医事出版社、2013）
2) 環境省「人と動物の共通感染症に関するガイドライン」
3) モダンメディア 2010;56:71-7.
4) 青木眞「レジデントのための感染症診療マニュアル第3版」（医学書院、2015）

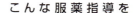

こんな服薬指導を

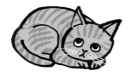

ネコにかまれて驚いたでしょうね。傷口は大したことがなくても、ネコは爪や牙が鋭いので、傷が深いことが多く、細菌が入って重症化することがあります。お薬は途中でやめずに、最後までしっかりと飲んでください。そして、必ずもう一度受診して、先生に経過を診てもらってください。

過去に抗生物質を飲んで、発疹などのアレルギーが出たり、おなかが緩くなったことはありますか。気になるようでしたら、お薬を変えてもらったり、整腸剤を出してもらうこともできますので、先生か私どもにお伝えください。

その他
QUIZ-39

軟膏剤とクリーム剤の使い分け

45歳の女性Oさんが、皮膚科診療所を
受診した帰りに、薬局を訪れました。
Oさんは、薬を受け取る時に次のような質問をしました。

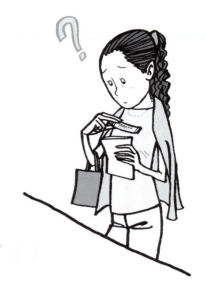

季節の変わり目になると、顔や背中に
湿疹や吹き出物がよくできるので、
いつもステロイドの塗り薬をもらっています。
去年はだいぶひどかったのですが、
その時にもらったのは、
確か「軟膏」だったと思います。
今日の薬は「クリーム」だということですが、
軟膏とクリームというのは、どう違うのですか。

処方箋

リンデロン-Vクリーム 0.12％　10g
　　1日2回　病変部に塗布

Q ステロイド外用薬の軟膏剤およびクリーム剤に関する記述で、正しいものはどれか。1つ選べ。

1. クリーム剤は、軟膏剤よりも塗布部への刺激が少なく、湿潤病変に使用するのに適している
2. 冬季に乾燥病変に使用する場合には、保湿効果のあるクリーム剤が適している
3. クリーム剤は、O/Wタイプ（水中油型）とW/Oタイプ（油中水型）に分けられるが、ほとんどの製剤はW/Oタイプである
4. 軟膏剤は、湿潤病変にも乾燥病変にも使用可能である

出題と解答　**笠原 英城**（日本医科大学武蔵小杉病院［川崎市中原区］薬剤部）

A ❹ 軟膏剤は、湿潤病変にも乾燥病変にも使用可能である

　ステロイド外用薬の軟膏剤とクリーム剤は、皮膚病変の状態に応じて医師が使い分ける場合と、患者の希望を聞いて使い分ける場合がある。軟膏剤は、広義には「適当な稠度の全質均等な半固形状に製した、皮膚に塗布する外用剤」（日本薬局方）と定義され、油脂性軟膏、乳剤性軟膏、水溶性軟膏の3種類に分けられる。しかし一般には、このうちの油脂性軟膏を軟膏剤、乳剤性軟膏をクリーム剤と呼ぶ場合が多く、各製剤もこの一般的な区分けに従って、商品名に「軟膏」や「クリーム」という名称を付記している。

　ステロイド外用薬の場合、商品名に「軟膏」が付く製剤は、ほとんどが白色ワセリンを基剤としている。適応は広く、湿潤した病変にも、乾燥した病変にも使用可能である。皮膚への刺激が最も少なく、病変部を保護する効果も期待できる。ただし、油性基剤によるべたつき感があり、顔面などの露出部に塗ると塗布部だけが光って見えるなど、使用感が悪いという欠点がある。

　一方のクリーム剤は、水成分と油成分を界面活性剤で混合させた製剤である。物理化学的な性状から、（1）水成分の中に油成分が細かい粒子として浮遊するO/Wタイプ（水中油型）、（2）油成分の中に水成分が細かい粒子として浮遊するW/Oタイプ（油中水型）——の2種類に分類される。とはいえ、ステロイド外用薬を含め、「クリーム」という商品名で販売されている外用薬は、大半がO/Wタイプである。O/Wタイプは、べたつき感が少なく、塗布時の伸びがよいなど使用感に優れる。

　ただし、水疱、膿疱、びらん、潰瘍などの湿潤した皮膚病変にクリーム剤を使用すると、乳化に必要な界面活性剤や、防腐剤などの添加物が病変部を刺激する場合がある。さらに、クリーム剤を湿潤病変に使用すると、基剤に一度吸収された滲出液が再び病変部へ移行し、病状が悪化することがある。

　また、乾燥病変にクリーム剤を塗布すると、冬季には皮膚の過乾燥を招くことがある。一般に「クリーム」という名称には保湿剤としてのイメージが強いが、皮膚を乾燥から守る目的で使用する場合には、クリーム剤よりも軟膏剤が適していることを知っておきたい。

　Oさんの場合、昨年は病状が「ひどかった」と本人が話していることから、この時は病変部が湿潤しており、クリーム剤よりも軟膏剤の使用が適当だったものと推測できる。

　ただし近年、基剤が改良されて刺激が少ないクリーム剤も登場しており、クリーム剤の適応範囲が広がっているという意見もある。また、上記の軟膏剤とクリーム剤の使い分けも確立されたものではなく、医師によって考え方が異なる。服薬指導では、患者によく病状を聞き、医師の考えと食い違いが起きないような説明を心掛けたい。

参考文献
1） 都薬雑誌 2000;22:11-9.

こんな服薬指導を

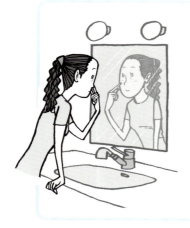

　クリームと軟膏は、効果の面ではそれほど大きな違いはないのですが、今日処方されているクリームの方が、軟膏よりも塗った時の感じがサラッとしていて使いやすいと思います。

　ただクリームは、どのような状態の肌にも使えるわけではありません。特に、皮膚の状態が悪化して、水っぽいジュクジュクした感じになっている場合には、クリームを使うと痛みがあったりして、治りが遅くなる場合があるといわれています。恐らく今日は、Oさんの湿疹や吹き出物の状態がさほど悪くなかったので、塗り心地のいいクリームの方を先生がお選びになったのだと思います。ただし、このクリームはご存じのようにステロイドですから、お化粧品のように塗り広げてしまわずに、患部だけに、指先で必要最小限の量を塗るようにしてください。

その他

QUIZ-40

冷蔵庫で保管してはいけない外用薬

手荒れ・手のかぶれ（接触皮膚炎）の治療のため皮膚科診療所に通院中の68歳の女性Kさんが、薬局で次のような質問をしました。Kさんは今回、口唇ヘルペスを発症し、抗ウイルス薬を処方されました。

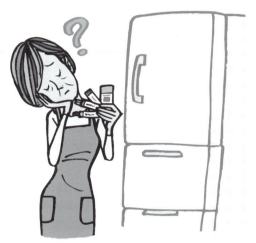

唇に水膨れができて薬が追加になったの。今使っている塗り薬のうちユベラ軟膏は、「光を避けて涼しい場所に保管するように」と前に言われて、冷蔵庫に入れているのだけど、薬によって保管場所を変えるのが面倒なのよね。今日出されたお薬も含めて、もらった塗り薬は全部まとめて冷蔵庫で保管しちゃだめかしら。

処方箋

ゾビラックスクリーム5%　2g
1日2回　右口角に塗布

※Kさんにはこのほかに、手荒れ・手のかぶれに対して、ユベラ軟膏（一般名トコフェロール・ビタミンA油）、マイザー軟膏（ジフルプレドナート）、ヒルドイドローション（ヘパリン類似物質）が処方されており、現在使用している。

Q Kさんが使用している薬剤のうち、冷蔵庫での保管を避けるべき外用薬はどれか。全て選べ。

1 ゾビラックスクリーム5%（一般名アシクロビル）
2 ユベラ軟膏（トコフェロール・ビタミンA油）
3 マイザー軟膏0.05%（ジフルプレドナート）
4 ヒルドイドローション0.3%（ヘパリン類似物質）

出題と解答 **船見 正範**（エムシー関東株式会社 ペパーミント薬局［栃木県宇都宮市］）

A

1 ゾビラックスクリーム 5%（一般名アシクロビル）

4 ヒルドイドローション 0.3%（ヘパリン類似物質）

医薬品の保管方法は、添付文書の「貯法」や「取扱い上の注意」に記載される。保管条件は「冷所」「気密容器」「遮光」などと記載される。このうち温度に関する表現については「室温」「常温」「冷所」など具体的な数値がない場合が多い。

厚生労働省の「第十七改正日本薬局方」には「標準温度は20℃、常温は15〜25℃、室温は1〜30℃、微温は30〜40℃とする。冷所は1〜15℃の場所とする」との記載があり、これらを目安に考えるとよい。

Kさんの塗り薬のうち、冷暗所に保管するよう指示があるものはユベラ軟膏（一般名トコフェロール・ビタミンA油）である。同薬の添付文書には、「光を避けて15℃以下で保存すること」とある。これは主成分であるトコフェロールの変色やビタミンAの含有量の低下、基剤の乳化性状の不安定化を防ぐためである。

一方、ゾビラックスクリーム（アシクロビル）の添付文書には「室温保存（30℃以下）。ただし、冷所保存（15℃以下）しないこと」との記載がある。これは、クリーム基剤が高温または低温で分離しやすいためとされている。ゾビラックスの外用薬には、クリームの他に軟膏と眼軟膏があるが、冷所保存を避けるよう注意書きがあるのはクリームのみである。

ヒルドイドローション（ヘパリン類似物質）とマイザー軟膏（ジフルプレドナート）の貯法は「室温保存」とのみ記載されている。家庭用の冷蔵庫の冷蔵室は、JIS規格で「室温が15〜30℃において、冷蔵室内を0〜10℃の範囲で調整ができること」とされているため、ヒルドイドローションやマイザー軟膏を冷蔵庫で保管した場合でも、日本薬局方に定める室温（1〜30℃）の範囲に入ると考えられる。

ただし、ヒルドイドローションについては、2015年に「冷蔵庫など低温の場所で保管すると成分が結晶化し、塗布時にざらつき・刺激感を感じることがある」と製造販売元のマルホが明らかにしている（**表**）。これはローション内に含まれるパラオキシ安息香酸エステルが結晶化することが原因と考えられている。このため、冷蔵庫での保管は控えるよう指導すべきである。なお、ヒルドイドにはクリーム、油性クリーム、ゲルもあるが、結晶析出の恐れがあるのはローションのみである。

表●ヒルドイドローション使用時の注意点
（製造販売元のマルホ配布資料による）

> **ヒルドイドローション0.3%を使用される患者様へのお願い**
>
> 本剤は、ごくまれに製剤成分の一部が結晶化することがあります。結晶物は白い微小の物質で、塗布時にざらつきを感じる場合があります。ご使用の際は、以下の記載内容にご留意ください。
>
> ◎冷蔵庫などの低温の場所を避けて保管してください
> ◎ご使用時に容器を振らないでください
> ◎ご使用後は必ず蓋を閉めてください
> ◎ざらつきを感じた場合はご使用を控えてください
> ◎医師の指示に従って使用し、薬が残った場合は保管しないで廃棄してください

こんな服薬指導を

今回処方された塗り薬のうち、冷蔵庫で保管していただく必要があるのは、ユベラ軟膏1種類のみです。ユベラ軟膏は、室温で保存すると分離したり、変色したりする可能性がありますので、冷蔵庫での保管をお願いします。

一方、ゾビラックスクリームやヒルドイドローションを冷蔵庫で保管すると、分離したり、お薬の一部が結晶化して肌を傷つけたりする恐れがありますので、室温での保管をお願いします。マイザー軟膏はどちらでも構いません。塗り薬の色や性状に何か異変を感じたら、すぐに薬剤師にご相談くださいね。

QUIZ-41 その他

プロペト誤飲時の対処法

先日、手荒れで皮膚科診療所を受診した後に来局し、外用薬を交付された30歳の女性Fさんが、薬局に電話をかけてきました。声が上ずっていて、慌てている様子です。

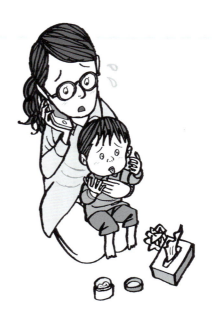

もしもし、先日お薬をいただいたFです。2歳の息子が、先日もらった私の塗り薬のプロペトを食べてしまったみたいです。口の周りがべたべたして光っていますので、間違いありません。軟膏ツボの半分くらいまで減っちゃっています。どうしたらいいですか。

処方箋（Fさんの薬歴より）

① プロペト　50g
　　1日3回　両手指に塗布

② ロコイド軟膏0.1%　10g
　　1日2回　手荒れがひどい箇所に塗布

Q1 プロペト（一般名白色ワセリン）を誤飲した場合、家庭での正しい対処法はどれか。全て選べ。

1. 口腔内に残っている場合は、ガーゼで拭くか、うがいなどで除去する
2. 牛乳や脂肪食を与えて様子を見る
3. 牛乳や水を飲ませて体内に入った物を吐き出させる
4. 体内に入った物は吐かせずに様子を見る

Q2 誤飲事故の際に吐かせてはいけないケースはどれか。全て選べ。

1. 6カ月未満の乳児
2. 意識障害や痙攣がある場合
3. 重篤な心疾患や不整脈がある場合
4. 針のように尖った物を飲んだ場合
5. 石油製品（灯油など）を飲んだ場合

出題と解答　伊藤 雅之（有限会社吉野薬局 あずま調剤薬局［群馬県前橋市］）

A1
1 口腔内に残っている場合は、ガーゼで拭うか、うがいなどで除去する
4 体内に入った物は吐かせずに様子を見る

A2
1〜**5** の全て

　家庭用品の誤飲の対処として重要なポイントは、できるだけ体内に入れないことである。見える範囲の物は取り除いたり吐き出させることも視野に入れる。牛乳や水を飲ませるという対処法がよく知られているが、これは毒物を希釈して吸収を遅らせることを狙ったもの。牛乳は胃壁を保護する効果が期待できるが、石油製品（灯油など）のような脂溶性物質は逆に吸収されやすくなるため、与えてはいけない。

　また、吐かせてはいけない条件がある。（1）6カ月未満の乳児と意識障害や痙攣がある場合、（2）重篤な心疾患や不整脈がある場合、（3）針のように尖った物や石油製品等を飲んだ場合――である。（1）は誤飲物による窒息の危険性があること、（2）は心臓の負担が大きくリスクを伴うこと、（3）は肺や食道を傷つける恐れがあることがその理由である。

　今回、Fさんの子どもが誤飲したプロペトは、石油から分離精製したパラフィンで、白色ワセリンの一種である。白色ワセリンを大量に服用した場合は、一時的に気分が悪くなったり、嘔吐や下痢などの消化器症状が表れる場合がある。しかし白色ワセリンのヒト推定致死量は体重1kg当たり15gと毒性は低い。そのため、Fさんには緊急性が低いことを説明し、口腔内に残っているプロペトをガーゼで拭い取ってもらい、可能であれば口をすすぐように指示する。無理に吐き出させずに経過観察し、悪心や嘔吐、下痢などの消化器症状が表れるようなら医療機関を受診するように伝える。

　誤飲では、Fさんのように慌てて電話をかけてくるケースが多いため、薬剤師は落ち着いて対処できるようにしたい。確認すべき情報は、（1）誰が（年齢と体重も）、（2）いつ頃、（3）何を、（4）どのように、（5）どれくらいの量を誤飲したのか、（6）現在の様子はどうなのか――の6点である。その情報を基に、医療機関を受診すべきか（緊急性が高いか）否かを判断し、家庭でできる対処法とともに伝えたい。医療機関への受診が必要な場合は、素早く適切な処置ができるように、実際の薬と薬剤情報提供文書を必ず持参し、医師に見せるように患者に伝える。

　消費者庁は、子どもの誤飲で特に注意を要する薬剤として、向精神薬、気管支拡張薬、血圧降下薬、血糖降下薬を挙げている。これらについて誤飲の一報を受けたら、すぐに医療機関を受診するように指示する。また、誤飲の予防のため、小児の手の届く場所に薬を放置しない、薬を飲んでいる姿を小児に見せないなど、誤飲の予防について啓発していくことも薬剤師の務めであろう。

参考文献
1）日本中毒情報センター編「第3版　急性中毒処置の手引」（じほう、1999年）

こんな服薬指導を

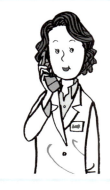

プロペトの毒性は低く、お聞きした量ですと、体の異常を来すとは考えにくいので、まずは落ち着いて対処しましょう。お子様の口の中や口の周囲など、見える範囲の薬をガーゼなどで取り除いてください。飲み込んでしまった分は、無理やり吐き出させず、そのまま様子を見ていて大丈夫です。

もし医療機関を受診するのでしたら、前もって連絡しておきますので、お子様のお名前、年齢、体重と、いつ頃、どれくらいの量を食べたのか、現在の様子はどうなのかを、もう一度教えていただけますか。また、薬の残りと、薬局で渡した薬剤情報提供文書という紙を、忘れずに持って行ってください。

索 引
疾患名・薬剤名

疾患名索引

特に詳しく説明してあるページを太字で示してあります。

英

AGA（男性型脱毛症）·················179
PHN（帯状疱疹後神経痛）··········· **66,72,147**

あ

アトピー性皮膚炎····················· **10,15,22,99,**
101,103,105,107,109,112,116,172

か

疥癬·································76,**173,175**
カポジ水痘様発疹症······················15,**19**
乾癬·····················**76,79,151,153,155,157**
肝斑·························**163,165,167**
乾皮症（皮脂欠乏症、ドライスキン）
·······························**22,25**,111
口角炎·····························16,**115**
光線過敏症·························**117,119**

さ

ざ瘡（尋常性ざ瘡、にきび、アクネ）
·······················**32,38,121,123**
湿疹···························**10,12**,44,49,
51,53,116,134,163,172,187
褥瘡·······················**86,91,159,161**
尋常性疣贅（いぼ）·························**181**
蕁麻疹··········**56,60**,134,**137,139**,164,166
水痘（水疱瘡）·····················66,75,141,144,
146,148,149
接触皮膚炎··········38,53,**113,115,133**,189
尖圭コンジローマ ·····················**183**

た

帯状疱疹········ **66,70,141,143,145,147,149**
帯状疱疹後神経痛（PHN）··········· **66,72,147**
大腸癌·································177
男性型脱毛症（AGA）·················**179**
手足症候群·························**177**
伝染性膿痂疹（とびひ）·················**169,171**

な

日光角化症·····························184

は

白癬（水虫）·····················**44,51,125,127,**
129,131,133,135,153
汎発性帯状疱疹·························**74**
皮脂欠乏性湿疹·························**22,25**
皮膚癌·································108

ら

ラムゼイ・ハント症候群 ·····················66
リンパ腫·································108

薬剤名索引

青字で示した薬剤名は「商品名」です。

英

BPO（過酸化ベンゾイル）..............34,35,36,
　　38,39,40,123

H₁受容体拮抗薬（H₁拮抗薬、抗ヒスタミン薬）
　　.....................................12,15,17,29,
　　60,61,62,106,135,138,140,172

H₂受容体拮抗薬（H₂拮抗薬、H₂ブロッカー）
　　...60,63,139

NSAIDs（非ステロイド抗炎症薬）
　　...59,70,118,119,148

あ

亜鉛華軟膏..................................27,49,53,90
アクアチム..124,169,171
アクトシン.......................................89,90,159,162
アクロマイシン..116,172
アシクロビル........................71,72,142,144,
　　146,148,149,189
アスコルビン酸.....................................37,163
アスタット...........45,46,51,52,54,132,133
アセトアミノフェン..................................70,72,73,147
アダパレン...34,38,121,123
アダリムマブ...83,84
アトラント...45,46
アプレミラスト.................................81,82,152,155
アミトリプチリン塩酸塩.......................................73
アメナメビル.....69,70,71,144,145,148,149
アメナリーフ.....69,70,71,144,145,148,149
アモロルフィン塩酸塩........................45,46,54
アルクロキサ...160
アルプロスタジルアルファデクス.........90,159
アルメタ..17

アレグラ..137,139
アレロック..61,105,163
アンテベート.............................16,17,19,53,
　　82,103,105,151,154,157
アンレキサノクス...114
イオウ製剤......................................36,37,174
イキセキズマブ...84
イトラコナゾール........................46,47,48,49,
　　53,54,126,128
イトリゾール.........46,47,48,53,54,126,128
イベルメクチン...173,175
イミキモド..183
イレッサ..29
インフリキシマブ...83,84
ウステキヌマブ...83,84
ウレパール..26
エトレチナート...81,82,181
エピデュオ...35,40,42,123
エフィナコナゾール..........54,55,135,125,128
エリックス..114
エルロチニブ塩酸塩..29
オイラックス...133,173
黄連解毒湯..35
オーグメンチン...185
オキサロール...79,154
オテズラ..81,82,152,155
オピオイド..70,73
オマリズマブ...63,64
オルセノン..90,159,162
オロパタジン塩酸塩.....................................61,63,163

過酸化ベンゾイル（BPO）...34,35,36,38,123

ガスター	139,165
活性型ビタミンD₃外用薬	79,80,81, 82,83,151,153,182
カデックス	89,90,159,162
カペシタビン	177
カルシポトリオール	79,81,152,154
カロナール	71,72,74,147
キンダベート	16,17,82,115
グセルクマブ	84
クラバモックス	169,172
クラビット	169
クラリス	169,146
クラリスロマイシン	35,169,146
グリメサゾン	16,17
クリンダマイシン	36,38,40,121,124,185
クレナフィン	47,54,55,125,128,135
クロタミトン	133,174,135
クロトリマゾール	134,135
荊芥連翹湯	35,37
ゲーベン	88,89,90,91,92,160,162
ケトコナゾール	45,46,135
ケトチフェンフマル酸塩	114
ケトプロフェン	117,119
ゲフィチニブ	29
ケラチナミン	26
抗ヒスタミン薬	12,15,17,29, 60,61,62,106,135,138,140,172
抗ヘルペスウイルス薬	20,66,70,71,149
抗ロイコトリエン薬	60,62,63
コセンティクス	84
コムクロ	80,157

さ

ザーネ	26,27
ザガーロ	180
三環系抗うつ薬	70,73,148
サンディミュン	81,82,151
シクロスポリン	13,15,18,19, 60,64,81,82,83,151
シナール	163
ジフラール	17
シプロヘプタジン塩酸塩水和物	139
シメチジン	181
十味敗毒湯	35,37,39
スチバーガ	177
ステラーラ	83,84
ストロメクトール	173,175
スプロフェン	117
スミスリン	174
スルコナゾール硝酸塩	132,135
スルファジアジン	92
スルファジアジン銀	88,90,91,92, 160,162
スレンダム	117
清上防風湯	35,37,40
精製白糖・ポビドンヨード	89,94,160
セクキヌマブ	84
セトラキサート塩酸塩	165
セフィキシム水和物	169
セフジニル	169
セフスパン	169
セフゾン	169,171
ゼフナート	45,46,54
ゼローダ	177
ソアナース	160,162

ゾビラックス ·····················71,74,142,144, 146,148,149,181,189

ソラフェニブ ································178

ゾレア ································63,64

た

タガメット ································181

タカルシトール水和物 ··················79

タクロリムス水和物 ·················13,15,17,18, 20,99,102,104,105,107

ダラシン ································185

ダラシンT ·····················40,121,124

タルセバ ································29

チアプロフェン酸 ························118

チガソン ·····················81,82,181

チモプトールXE ························114

チモロールマレイン酸塩 ·················114

ティアバランス ··························113

ティーエスワン ··························178

ディフェリン ··········34,38,39,40,42,121,123

テトラサイクリン塩酸塩 ················35,172

デュアック ·····················38,39,124

デュタステリド ··························180

デュピクセント ··························13,20

デュピルマブ ··························13,20

テラジアパスタ ·····················90,91,92

テルビナフィン塩酸塩 ········45,46,47,48,49, 53,54,125,128,129,131,133,135

デルモベート ··················16,17,104,177

トプシム ·····················17,116

ドボネックス ·····················79,151,154

ドボベット ··········80,81,152,154,155

トラニラスト ································140

トラネキサム酸 ··················60,163,165,167

トラフェルミン ··················90,160,161

トラマール ································73

トラマドール塩酸塩 ··················73

トラムセット ································73

トランサミン ·····················163,166,167

トリプタノール ································73

トルツ ································84

トルナフタート ································134

トレチノイントコフェリル ··········90,159,162

トレムフィア ································84

な

ナジフロキサシン ··················124,172

ナパゲルン ································117

ニゾラール ·····················45,46,135

尿素 ·····················26,27,29,104,112

ネイリン ·····················46,47,48,53

ネオーラル ·····················13,15,19,81, 82,83,151,157

ネオメドロールEE ··················17,116

ネクサバール ································178

ネチコナゾール塩酸塩 ··················45,46

ノイエル ································165

ノイロトロピン ································147

ノリトレン ································73

ノルトリプチリン塩酸塩 ··················73

は

白色ワセリン ··············90,112,115,188,191

パスタロン ·····················26,104,112

パセトシン ·····················171,181

バラシクロビル塩酸塩·············20,70,141,143,
146,148,149
バルトレックス·················· 20,70,72,141,
143,146,148,149
バンデル ···16,17
ヒアルロン酸ナトリウム ·····················113
ヒアレイン ······································113
ビオフェルミンR ·······························169
非ステロイド抗炎症薬（NSAIDs）
·················59,70,118,119,148
ビホナゾール ·····················45,46,132,134
ヒュミラ·······································83,84
ヒルドイド······················16,18,19,23,
25,26,27,28,29,39,40,99,101,103,105,
107,111,115,189
ピロキシカム ···································117
ファムシクロビル ·················70,71,72,143,
146,148,149
ファムビル ················70,143,146,148,149
ファモチジン··································139,165
ファロペネムナトリウム水和物 ·········35,169
ファロム ··169
フィナステリド ································179
フィブラスト ······················90,160,161
フェキソフェナジン塩酸塩 ·················139
フェニレフリン塩酸塩 ·······················114
フェノトリン····································174
フェノフィブラート ·························118
フェルデン ·····································117
フェルビナク····································117
ブクラデシンナトリウム ·······89,90,159,162
フシジンレオ ······················116,172
フシジン酸ナトリウム·······················172
ブスコパン·····································165

ブチルスコポラミン臭化物 ·················165
ブテナフィン塩酸塩 ·············45,46,132,133
フラジオマイシン硫酸塩 ·····················114
フルメタ···16,17
フルルビプロフェン·····························118
プレガバリン ·····························70,72,73
プロスタンディン·················90,159,162
ブロダルマブ ·····································84
プロテカジン ·······································63
プロトピック ·················13,15,16,18,99,
102,104,105,107
プロペシア ·····································179
プロペト ··191
ブロメライン ·······························90,159
分子標的薬 ·······················23,29,60,178
ベキロン ·································45,46,54
ベセルナ ·······································183
ヘパリン類似物質 ·········23,25,26,27,29,39,
40,42,103,105,111,115,189
ベピオ ·················34,38,39,40,42,124
ペリアクチン·································139
ボアラ ·······························99,101,107
ホスホマイシンカルシウム水和物
·································170,172
ホスミシン ······························170,172
ホスラブコナゾール L-リシンエタノール付加物
·························46,47,48,53,54
ボレー ·································45,46,54
ボンアルファ·····································79

ま

マーデュオックス·················81,152,153
マイコスポール·················45,46,132

マイザー ……………………… 16,17,189
マキサカルシトール ………… 79,81,152,154
ミコナゾール硝酸塩 ……………… 132,133
ミドリンP ……………………………… 114
ミノキシジル ……………………………… 180
ミノサイクリン塩酸塩 ……………… 35,169
ミノマイシン ……………………………… 169
メサデルム ………………………… 17,116
メトトレキサート ………………………… 151
メンタックス …………… 45,46,54,132
モーラス …………………………… 117,119
モンテルカスト …………………………… 61,63

や

ユーパスタ ………… 89,90,94,95,160,162
ユナシン ………………………………… 172
ユベラ …………………… 27,163,189
ヨウ素 …………………… 89,90,159,162
ヨードホルムガーゼ ……………… 89,94,95
ヨクイニン ………………………………… 181

ら

ラコールNF配合経腸用液 ………… 159,161
ラノコナゾール ………… 45,46,51,52,54,
　　132,133
ラフチジン ………………………………… 61,63
ラミシール ……………… 45,46,48,53,
　　54,125,128,129,131,133,135
リウマトレックス …………………………… 151
リザベン …………………………………… 140
リズモンTG …………………………… 114
リゾチーム塩酸塩 ………………… 92,160

リドカイン ………………………… 134,135
リドメックス ………………………… 17,19,28
リフラップ ………………………… 90,91,92
リラナフタート ………………………… 45,46,54
リリカ ………………………………… 70,73
リンデロン ……………… 17,114,154,187
ルコナック ……………… 47,54,55,126,127,135
ルミセフ …………………………………… 84
ルリコナゾール ………… 45,46,47,51,
　　52,54,55,126,127,135
ルリコン ………… 45,46,51,52,54,128
ルリッド ………………………………… 39,40
レゴラフェニブ水和物 ……………………… 177
レボフロキサシン水和物 ……………… 35,169
レミケード ………………………………… 83,84
ロキシスロマイシン ……………………… 35,39
ロキソニン ………………………… 70,117
ロキソプロフェンナトリウム水和物 ……… 70,117
ロコイド ………………………… 17,191
ロンサーフ ………………………………… 178

わ

ワクシニアウイルス接種家兎炎症皮膚抽出液
　　………………………………… 60,73,147
ワセリン …………………… 19,26,27,28,116
ワントラム ………………………………… 73

日経DIクイズ　皮膚疾患篇　199

日経DIクイズ 皮膚疾患篇

2018年 8月13日　初版第1刷発行
2020年10月16日　初版第3刷発行

監　修　大谷 道輝
編　集　日経ドラッグインフォメーション
発行者　米田 勝一
発　行　日経BP社
発　売　日経BPマーケティング
　　　　〒105-8308　東京都港区虎ノ門4-3-12

デザイン・制作　LaNTA
表紙イラスト　　加藤 英一郎
クイズイラスト　山本（Shige）重也

印刷・製本　　株式会社 廣済堂

© Nikkei Business Publications,Inc. 2018　Printed in Japan
ISBN 978-4-8222-5611-1

本書の無断複写・複製（コピー等）は、著作権法上の例外を除き、禁じら
れています。購入者以外の第三者による電子データ化及び電子書籍化は、
私的使用を含め一切認められていません。

本書に関するお問い合せ、ご連絡は下記にて承ります。
https://nkbp.jp/booksQA